全景百科 • 学生版

令**孩子**着迷的 **100** 个 **人体奥秘**

田战省 主编

陕西新华出版传媒集团

陕西科学技术出版社

———— 西安 ————

比陆地宽阔的是大海；
比大海宽阔的是天空；
比天空更为浩瀚的是
无穷的知识；
来吧！让我们一起去
畅游知识的海洋。
　　　——改自维克多·雨果

前言 *Foreword*

20 世纪 50 年代，遗传物质 DNA 双螺旋结构的发现，开创了研究生命活动的新纪元。今天，生物学家已经开始尝试重组 DNA——完全按照人的意愿创造新的生物，比如我们熟知的克隆羊。随着科学技术的飞速发展，未来的人类将会了解到生命的全部奥秘，到那时，任意延长人的寿命也许将成为可能……

人类的身体是自然界最伟大的创造之一，从古至今，科学家们从未停止过对人体的探索和研究。当你走进生命科学的领域，你一定会为自己身体里的精细构造而惊叹——它就像一台复杂而神奇的机器，各大系统在天衣无缝地配合下，日夜不停地工作着，维持着我们的生命、感情、思维与健康。

你知道吗，人体中隐藏着很多秘密，诸如婴儿是怎么诞生的？你为什么会长高？你是如何呼吸和消化食物的？什么控制着你的行为、感觉和思维？血液为什么是红色的？为什么孩子和父母长得很像？人的寿命可以任意延长吗？今天的人类还会再进化吗？……也许，你曾经思考过，但是还不明白其中的奥秘，打开这本书，跟我一起去揭开它们的谜底吧！

书虫俱乐部

目 录 *Contents*

生命的历程

自古以来，哲学家就指出：万物自出生起，便一步步走向死亡。人的生命也是如此，从在母体成长到婴儿期、儿童期、青春期，逐步步入成年、中年和老年，这期间不只经历了生理的成长，也在社交和心智方面发生了很大的转变。

漫长的进化——从古猿到人

No.001

人究竟是从哪里来的？很早以前，人们就开始思考这个问题。东西方都有神创造人的说法。随着近代自然科学的发展，推翻了先前的神创造人的假说。从古猿到人的演变，是人类社会的真正开始。

进化论

对人类来源做出最成功猜测的是著名的科学家达尔文，他提出了物种进化论，指出所有的生物物种都是从简单的生物进化而来，为生命科学的研究和发展奠定了科学基础，达尔文的进化论因此成为 19 世纪最伟大的科学发现之一。

→达尔文

↓南方古猿复原图

来自远古动物

人类是一种高级动物，科学家猜测人类和灵长类动物有共同的祖先。通过研究化石，科学家们认为人类的祖先是生活在 350 万年前的南方古猿。他们出现在非洲大陆南部，生活在气温适宜的热带森林里。

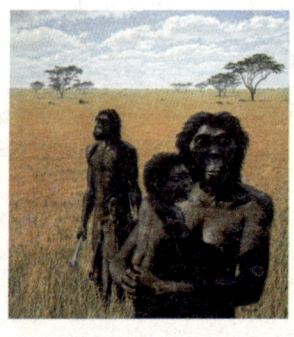

→早在 350 万年前，人类的祖先已经出现，直到距今约 4 万年前，才进化成为现代人。

● 森林古猿

人类的来源

在历史上很长的时间里，人们相信自己是由神制造出来的。但是到了近代，随着科学技术的发展，这种说法越来越不可信，于是一些科学家就开始从事实出发，来研究人类的起源问题。

学会直立行走

为了适应地面上的生活，这些古猿慢慢学会了用双手拿东西，而双腿则只用来行走，不知道经历了多长时间，我们的祖先才学会了直立行走。

知识小笔记

大约在100万年前，古猿人学会利用火来烧烤食物。

劳动

从猿到人的进化中，劳动的作用是非常重要的。它让身体姿势由半直立变为直立，语言促进了大脑的发展，最终形成了原始的人。

▶因为气候的改变，大片的森林消失了，一些古猿不得不学会在平原上生活，而另外一些古猿运气好，依旧生活在森林里。

From Ape to Human

The Process Of Life

新生命的开始——你从哪里来

No. 002

任何一个完整的生命体都是由单细胞构成的,这个单细胞由受精产生。当一个来自父亲体内的精子和母亲体内的卵子结合的时候就受精了,结果形成了一个受精卵,这时一个新的生命就开始孕育了。

亚里士多德的研究

2 000多年前,希腊学者亚里士多德错误地认为,婴儿是由母亲的经血与父亲的精液混合,并将它们留存在母体子宫内孕育而成的。他认为母亲只是个育婴器,负责喂哺,而父亲则赋予孩子生命力与精神。

▶亚里士多德是现代多门学科的鼻祖,他也是古希腊哲学家中最博学的人物。

共同完成

人类生命的延续依靠自身的生殖系统,这一过程由父亲和母亲共同完成。生殖器是构成人体生殖系统的主要器官,男性睾丸产生的精子与女性卵巢排出的卵子互相结合后,就会孕育出一个新的生命。

受精过程 ▶▶▶

人体的胚胎发育开始于受精卵。当男性的精子与女性的卵子相遇时，一般会发生受精。在受精过程中，许多精子都想努力地进入卵子，但最终只有一个精子进入卵子，与卵子结合，形成受精卵。

↑ 精子的头部已进入卵细胞

- 精子
- 透明带
- 卵细胞
- 精子细胞核
- 卵子细胞核
- 雄性原核
- 卵子原核
- 受精卵
- 精子和卵子的染色体
- 后期第一次分裂

↑ 卵细胞受精过程图

在母体中发育 ▶▶▶

如果卵子受精，它的外膜就会膨胀成一层胶状屏障来阻止其他精子进入，这时受精卵会来到子宫，并不断分裂成为胚胎。胚胎将在母体内度过 9 个月，直至发育成熟并降生。

note 知识小笔记

卵子在受精后的 2 周内称受精卵；受精后的第 3 ~ 8 周称为胚胎。

Where Are You From

The Process Of Life

No.003

胎儿发育的 9 个月

胎儿在出生前,将会在母亲温暖又黑暗的子宫内度过生命的第一个阶段。在漫长的 9 个月里,胎儿会通过脐带从母体的胎盘内吸收养分,直到各部分的器官发育成熟,并自发脱离母体。

从胚胎到胎儿

正在成长的胎儿称为胚胎。刚形成的胚胎只有一粒豌豆那么大,脑子刚刚出现,四肢只有一点小突起。从胚胎到胎儿大约要 5 周的时间,这时期胎儿的心脏就开始跳动,眼睛、手臂和腿逐渐形成。

第1天

第2天

第3天

→在培养皿中看到的三天受精卵发育的过程

◄哺乳类的卵为无黄卵,进行完全卵裂而形成卵裂球的团块,不久在团块内部生出空腔,逐渐扩大,最后成为由一层细胞围成的泡状体,这样的泡状体就是胚泡。

心脏跳动

在胚胎发育大约 5 周以后,胚胎的心脏就开始跳动,这个时候它的心跳速度是我们常人的两倍多,不过随着心脏的成长,心跳的速度也会慢慢地降下来。

胎儿在母体中的胎位

胎盘和脐带

　　胎盘就是胚胎生命的供给系统，胎儿通过脐带从母亲的血液里摄取营养和氧气，又把自己体内产生的二氧化碳和废物由脐带运送到胎盘，最后由母体排出体外。

B超检测出的胎儿图像

note 知识小笔记

　　妊娠期是指从卵细胞受精到胎儿出生之间的一段时间，约为 280 天。

羊水

　　羊水是用来保护胎儿不受外界冲击的缓冲物质。羊水中含有 50% 的蛋白质及其衍生物，还含有少量间接胆红素。胎儿通过吞咽，将羊水中的营养物质吸收到血液中，最终以尿液形式排出。

● 第1个月　　● 第2个月　　　● 第4个月　　　　● 第6个月　　　　　● 第9个月

Gestation Period

The Process Of Life

第一声啼哭——出生

No.004

胎 儿临近出生时,母亲的子宫不断地剧烈收缩,使子宫颈扩大,将胎儿慢慢往外挤;先是胎儿的头部从产道出来,接着是身体其余部分。随着一声嘹亮的啼哭,婴儿的肺部便第一次吸入了空气,开始自主呼吸。

准备降生

母亲怀孕第 36~40 周,胎儿就要脱离母体降生了。通常在怀孕第 7 个月以后,胎儿的身体会在子宫内倒转,脑袋朝下并慢慢下降到母亲的产道里。

> 这是生长在子宫内部 18 周大的胎儿。这张照片是瑞典著名的人类学摄影家伦纳德·尼尔森拍摄的。这是人类第一次用可视的真实影像,揭示生命的奥秘。

分娩过程

分娩就是胎儿从母体产出的过程。分娩分三个阶段:第一阶段又叫破水,子宫开始收缩,包裹着胎儿的羊膜破裂,羊水流出;第二阶段,胎儿通过产道娩出,脐带在胎儿出生后被剪断;第三阶段,胎盘脱落,从产道娩出。

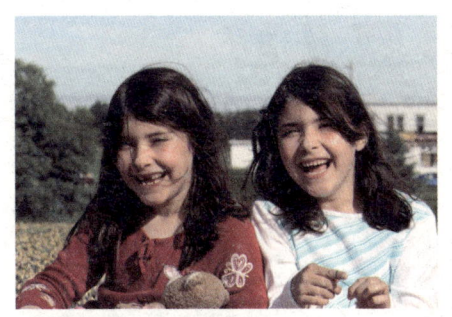

双胞胎

双胞胎有同卵双胞胎和异卵双胞胎。同卵双胞胎来自同一个受精卵，它们具有相同的性别和基因，并且共同使用一个胎盘和羊膜。异卵双胞胎分别有自己的保护膜以及供应养分的胎盘。

第一声啼哭

一个新生命的诞生，常会伴着婴儿的哭声，这是因为婴儿的声带是挡在气管前面的，当他（她）离开母体来到世上第一次呼吸的时候，气流就会冲击声带，发出声音。

♦ 同卵双胞胎是单卵双胎，是一个精子与一个卵子结合产生的一个受精卵。这个受精卵一分为二，形成两个胚胎。

note 知识小笔记

据统计，每 90 胎就会出现 1 对双胞胎。

剖腹产

剖腹产是以手术的方式，切开孕妇的腹部和子宫壁，取出胎儿。现在剖腹产已经很安全，只会在孕妇腹部留下一道小疤痕。不过，剖腹产手术大多在紧急情况下施行。

♦ 脐带被剪断的时候，婴儿就会大哭，这是因为胎儿在体内时呼吸系统是通过脐带由妈妈代替进行的。断脐时，胎儿在胎内的寄生生活结束，开始通过自己的肺进行呼吸。如果不哭，则表示婴儿无法呼吸，这很可能对婴儿造成生命危险。

Birth

The Process Of Life

外面的世界——婴儿期

No.005

婴儿期又称乳儿期，是胎儿离开母体进行自主代谢的最初阶段。在这个阶段，孩子生长发育特别迅速，是人一生中生长发育最旺盛的阶段。婴儿看到了子宫外的神奇世界，在这一年中，他（她）已经会咿呀学语，有的孩子甚至会站立和走路了。

新生儿的大脑

新生儿的头占身体总长度的1/4。科学研究显示，3岁之前是人的大脑发育的重要时期。一岁时婴儿脑重就已经接近成人脑重的60%；两岁时约为出生时的3倍，约占成人脑重的75%。

▶ 婴儿的脐带剪掉以后，会留下 2～5 厘米的残端。3 星期左右，就会变干、变黑并缩小，最后自己脱落，留下一个眼，这就是肚脐。

身长和体重

婴儿的身长在出生时约为50厘米，一般每月增长3~3.5厘米，到4个月时已增长了10~12厘米，1岁时身长可达出生时的1.5倍左右。1岁时，婴儿的体重可以达到出生时的3倍，约为10千克。

▶ 新生儿的头与自己的身体相比显得很大

快速成长

刚出生的婴儿，睡眠的时间每天可达 18 小时以上，只有当他（她）肚子饿或者不舒服时才会啼哭。两个月后，他（她）会抬头，会笑，眼珠能随物体转动。长到 8 个月后，他（她）已经学会了翻身，能在床上爬来爬去。

啼哭

啼哭是婴儿的本能，婴儿通过啼哭向母亲传达自己饥饿、兴奋、厌倦或不适等感受。当被母亲轻轻拍打、拥抱和抚摸时，婴儿会非常乖。在与母亲的"交流"中，婴儿能很快学会认识他(她)周围的笑脸和声音。

▶通过观察孩子的表情，母亲可以判断他(她)的需要和感受。

note 知识小笔记

4个月的新生儿两眼的立体感逐渐发育，可以用双眼定位物体。

视力

新生儿一生下来或几天后，便能睁开双眼，接受光线，但他（她）的视力非常低，只能看到视力表上最大的那个"E"。6～8 周时，他（她）开始能够凝视物体，并随着物体的移动而转移视线。

The Process Of Life

Infant Period

认识周围世界——幼儿期

No.006

幼儿期与婴儿期相比,生长发育速度会有所放慢。这期间孩子刚刚断奶,食物从流质、半流质逐步转变为普通食物。这一时期,孩子的语言及动作能力发展较快,好动但能力还很弱。与1岁以内婴儿相比,身长和体重的增长速度有所减慢。

身体变化

孩子在1~2岁内全年身长增长约10厘米,2岁以后更慢,平均每年增长5厘米左右。这一时期,小孩体重增长较多,体形仍为躯干部较长,下肢相对短,从外表看,不像婴儿期那么胖。另外,孩子已经会走和跑,并能掌握一些基本的运动技巧。

note 知识小笔记

从1岁直到学龄期,幼儿体重每年平均增加2千克左右。

认识周围世界

这一时期,幼儿从会走、会跳、会跑开始,接触外界环境相对增多,幼儿语言、记忆及想象力、精细动作等发展增快,对周围事物产生好奇心,好模仿,趋向智能发展过渡。

从2岁开始,孩子的语言表达能力增强,可以说多词句的语言。可逐步区别好与坏,喜欢与不喜欢。

自我意识觉醒——儿童期

No.007

由于手的动作的发展,扩大了小儿的活动范围。他(她)们对周围事物产生强烈的兴趣,好奇、好动又好问,喜欢模仿成人的举动,且有强烈的自我意识,喜欢独自活动或找人作伴。

身体变化

3~6岁的学龄前儿童生长发育较快,语言动作能力增强。7~12岁的学龄期儿童处于迅速生长发育的阶段。这一时期,除生殖系统外,其他各系统器官的发育已接近成人。

智能

这一时期,儿童体力活动增多,新陈代谢旺盛。脑的形态结构发育基本完成,智能发展较快,能较好地进行综合分析,有一定的自主控制能力。能有目的、有针对性地去观察事物。研究表明,小儿注意力集中的能力越强,智力发育水平越高。

3岁以后孩子的视野扩大,自我意识增强,喜欢找同伴一起玩耍。

note 知识小笔记

3~4岁的孩子能集中注意10~15分钟,7~10岁25~30分钟,10~12岁约35分钟。

自我意识觉醒——儿童期

生命的历程

青涩年华——青春期

No.008

青春期是人一生之中最美好的时期，它充满生命的朝气与活力。这一期间，不论男孩或是女孩，其体格、性征、内分泌及心理等方面都发生巨大而奇妙的变化。一般来说，女孩 11 岁进入青春发育期，而男孩在 13 岁进入青春发育期。

身体变化

女孩在 11~15 岁，男孩在 13~15 岁，身体开始发生很大的变化。这种变化的信号是由一个腺体传递给大脑的，大脑再把这个信号发向性腺（女性是卵巢，男性是睾丸），性腺便开始产生性激素以促进发育。

知识小笔记

德国儿童心理学家夏洛特·彪勒曾把青春期称之为"消极反抗期"。

女孩的青春期

乳房开始发育，皮下脂肪较多，嗓音变尖，骨盆变宽，小腹部下开始长出阴毛，这些是女性进入青春期的外表特征。同时，卵巢也开始发育，11~15 岁出现第一次月经。月经大约是以一个月为周期的，每个月卵巢排一次卵子。

健康的心理对这一时期的发育也很关键

初潮

初潮是女孩青春期开始的一个重要标志，指第一次来月经。从青春期开始，女性卵巢开始周期性地排卵和产生性激素，如果卵子没有受精，子宫内膜组织就会坏死脱落，血管破裂出血，并由阴道排出。

青春期是决定一生的体质的关键时期，所以要注意营养和休息。

在生长发育期，男女的生长速度也不一样。

男孩的青春期

除身高、体重猛增外，喉结开始突出，嗓音变粗，长出胡子，肩宽、骨盆窄，身体变得更为结实，皮肤变得粗糙起来，脸部可能会出现痤疮。男性的生殖腺（或称睾丸）变大并产生出精子，长出腋毛和阴毛，并出现遗精。

遗精

遗精的出现是男孩步入青春期的标志。通常在 12~18 岁之间出现遗精现象，大多发生在夏季，并且多是在睡梦中不知不觉发生，因此又被称为梦遗。

Adolescence

The Process Of Life

三十而立——成年期

成年意味着生长发育的过程已经完成。成年人在生理、智力、情感方面都已成熟。在这个阶段，人的身体最强健，抵抗力最强，开始走上社会，建立家庭，生育子女，担负责任。

身体变化

身体的各个方面都已成熟。女孩大约在 19 岁、男孩在 20 岁就已经达到性成熟，也就是步入了成年期。在这个阶段，人的身体最高大、抵抗力最强。在运动方面，成年期比童年和青少年时期更安全。

note 知识小笔记

联合国于 1985 年国际青年年首次将青年界定为 15~24 岁之间的人。

处于成年期的人具备了独立性，他们选定了一种职业，独立生活。如果愿意，可以建立家庭，生育子女，并且开始承担家庭重担。

身体状况下降

刚进入成年期时，人的身体状况最好，生理器官都已经完全发育成熟，大部分人都不会再长高。不过，随着家庭、工作负担的加重以及生理的原因，人的身体状况会逐渐下降。

不惑之年——中年期

No.010

> 在人的一生中，生活结构体系变化最复杂的是中年时期。这一时期，他们对家庭、对社会均负有重要责任。和成年期相比，这一时期除了更年期有些特殊反应外，生理与心理更加成熟、稳定。

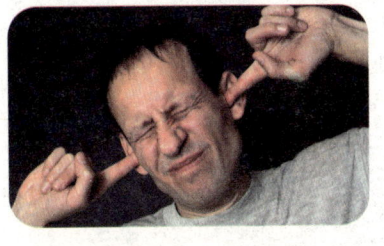

↑ 人到了中年，压力很大，喜欢安静，对噪音甚至年轻时喜欢的一些音乐也会比较反感。

身体变化

身体机能开始走下坡路，冲劲、精力、体能都不如以前，容易感到疲劳。中枢神经系统开始缓慢衰退，反应慢，记忆力减退。开始发胖，头顶头发脱落，过去很少出现的健康方面的小毛病频频光顾。

更年期

更年期是妇女从生育期逐渐进入老年期的过渡阶段，也是人体衰老进程中的一个重要而且生理变化特别明显的阶段。女性更年期大多在45~55岁之间，最突出的表现是雌激素分泌减少，卵巢功能下降，绝经，并伴随有心悸、失眠、乏力等现象。

↑女性更年期平均时间大约为1年，最短6个月，长则达4～5年。这一阶段，会出现情绪不稳定、易激动等现象。

不惑之年——中年期

生命的历程

最美夕阳红——老年期

No.011

老年期是人生过程的最后阶段，出现听力减弱、视力下降、记忆力下降等衰老现象。衰老与一般健康水平有关，多数人的衰老变化在40岁左右逐渐发展，60岁以后，身体衰老开始显著。

衰老明显

老年期特点是身体各器官组织出现明显的退行性改变，心理方面也发生相应改变，衰老现象逐渐明显。一般60岁或65岁以后为老年期，其中80岁以后属高龄，90岁以后为长寿期。

▶幸福美满的生活是老年人身体健康的前提

知识小笔记

人到了70岁以上，身高要比20岁时矮5～7厘米。

逐渐衰老

衰老又称老化。人体的衰老是一种随着年龄增长而发生的不可逆转的退化现象，可分为自然衰老和疾病引起的衰老，这是由于体内的新陈代谢减缓所造成的。

老年人不喜欢孤独，常常会结伴出行。

从双脚并拢看衰老

一般人从 6 岁开始，就能把双脚整齐地并拢直立，但过了 30 岁后便渐渐并不拢了。这个现象与人的衰老过程是完全一致的，因此可以认为，当双脚无法并拢时，就开始衰老，走下坡路了。

老年人往往行动缓慢，不利索，所以很需要儿女们的照顾。现在世界各地都提倡善待老人，中、日、韩等东亚国家传统上要求晚辈侍奉长辈，称为孝道。

智能不减

虽然老年人机体结构功能趋向衰退，但在智力方面一般并不减退，特别是在熟悉的专业或事物方面，智能活动不但不减退还有增加。

头发花白

随着年龄的增长，人体内产生的黑色素越来越少，所以老年人的头发大多是满头白发或者灰发。

人到老年期，头发就会花白。

Old Age

The Process Of Life

No.012

生命的历程

生命的循环——人的一生

生命的循环——人的一生

人的本质属性是物质，但纯粹的物质并不能构成人的生命，物质和精神的结合才是构筑生命体的基本条件。从新生的婴儿开始，每个人都在经历幼年、成年、中年、老年的生理变化，和自然一样永无休止地循环往复。

生命的过程

人出生后，就开始了成长。在人的一生中，外貌、体形、反应速度、运动节奏都会随年龄的增长而变化，并经过这样几个过程：婴儿、幼儿、儿童、少年、青年、成年、中年、老年。

生长和发育

一个幼小生命的降生，就开始了慢慢的成长，到最后发育成熟，完成了生长的任务。在这个过程中，人也从无意识的状态逐步发展成有意识的状态，认识到了更多的事物。因此，学习知识大都在生长发育期。

寿命

人只能在有限的时间内生存，这段时间就称为寿命。平均起来，人类能活 75~85 岁，这是人类的自然寿命。但是，由于疾病等因素的影响，很多人会早于这个年龄死亡。

知识小笔记

流泪有益健康，女性的平均寿命比男性长 7 岁，有一个重要的原因是女性哭的次数比男性多。

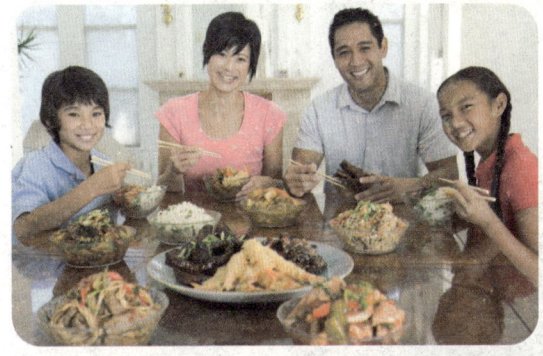

食物是保证机体健康的保障，营养膳食的合理搭配对人体的健康和寿命极为重要。

女性寿命较长

女人一生可吃掉 25 吨食物，喝掉 3.7 万升液体。男人一生可吃掉 22 吨食物，喝掉 3.3 万升液体。女人一生吃得比男人要多些，是因为女人的平均寿命比男人要长。

死亡

死亡是自然生命的终结，是物质能量的转化。每个人都是遵循着从生到死的历程，这就是生命的本然，谁都无法抗拒自然的规律。死亡一般有自然死亡、疾病死亡和意外死亡。

The Process Of Life   The Whole Life of Human

人体的组成

　　人体是由细胞构成，细胞构成组织，组织构成器官，器官构成系统，系统构成人体。化学元素是人体必不可少的营养物质，这些化学元素首先构成人体的结构分子或物质，再由这些分子或物质不断地进行各种化学变化，来完成各项生命活动。

生命的基本单位——细胞

No.013

细胞是构成人体的基本单位，相同种类的细胞聚集在一起构成了组织，不同形态的组织为了同一功能而工作就构成了器官，一些器官有序的组合就形成了系统，各种不同功能的系统在一起构成了人体。在细胞生命体的作用下，完成了人体复杂的生理活动。

多样细胞 >>>

细胞非常微小，只有在显微镜下才能看清，在一粒米大小的血液中，就有几千万个红细胞。人体中最大的细胞是卵细胞，最长的是神经细胞。细胞分工明确，每种细胞都担负一项特殊的工作，其他细胞无法替代。

● 干细胞

● 肌肉细胞

● 神经细胞是人体最长的细胞

人体组织的种类 >>>

人体组织包括皮肤、肌肉、血液、神经和骨组织。人体组织是由许多相互合作的细胞构成的。它们可能种类相同，也可能种类各异。细胞之间的小空间里充满了液体，这些液体称为组织液。

▲ 单个的上皮细胞

note 知识小笔记

细胞可分为三部分：细胞膜、细胞质和细胞核。一个普通的人，大约有 100 万亿个细胞，它们最初都是从卵细胞开始的。

细胞的寿命

细胞也有生老病死，人体每天都在进行着新旧细胞的更替。某些细胞的寿命伴随人的一生，还有一些细胞需要不断更换与更新。

● 细胞核

● 细胞质

● 细胞膜

喉
气管
肺
心脏
肠
肝脏
脾脏
胃
胆囊
大肠
小肠

▲ 人体器官

复杂的构造

细胞虽然很小，但结构却很复杂。如果用高倍显微镜观察它的内部，就会发现里面有能合成蛋白质的内质网；能摄取营养和排泄废物的高尔基体；可以产生能量的线粒体；以及专门储存遗传信息的细胞核。

Cell

The Parts Of Human Body

系统工程——人体系统

No.014

人体本身就是个系统工程，它像机器的构造一样，各个器官都能相互协调，各司其职，从而完成一项有序的任务。人体主要有8大系统，它们之间互相联系、互相制约，紧密配合，从而组成了健康的人体生理机能。

神经系统 >>>

神经系统是机体内起主导作用的系统。人体各器官、系统的功能都是直接或间接处于神经系统的调节控制之下，神经系统是整体内起主导作用的调节系统。

消化系统 >>>

消化系统是保证人体新陈代谢正常进行的一个重要系统。人体消化系统各器官协调合作，把从外界摄取的食物进行物理性、化学性的消化，吸收其营养物质，并将食物残渣排出体外。

▲ 神经系统

▲ 消化系统

内分泌系统 >>>

内分泌系统是机体的重要调节系统，它对整个机体的生长、发育、代谢和生殖起着调节作用。

循环系统 >>>

血液与心脏组成了循环系统，它是新陈代谢的基础，并保持了人体平衡。血液始终在运动，与外界进行气体和能量的交换。

→肌肉系统

知识小笔记

生殖是生命的延续，是产生新生命的过程。生殖系统保持了人类生活的延续，也促进了物种进化。

骨骼系统

免疫系统

运动系统 >>>

骨骼是人体的支架，是运动系统的重要组成部分，与肌肉一起执行大脑支配的各种指令。肌肉附着在骨骼上，和骨骼一起支撑起庞大的人体系统。在脑神经的作用下，肌肉和骨骼一起产生运动能量，完成复杂而精细的工作。

The Biological Systems of Human Body

The Parts Of Human Body

人体化合物——糖类和脂类

No.015

人体是一个机构、功能非常复杂的生命机体,但在化学组成上却极为简单。糖类和脂类是人体细胞重要的组成成分,它们的主要功能是供给各器官进行各种活动所需的能量,维持正常的生命活动。

构成人体的化合物 >>>

构成人体细胞的化合物可分为无机化合物和有机化合物两类。无机化合物主要有水和无机盐,有机化合物主要有糖类、脂类、蛋白质和核酸。这些化合物在细胞中存在的形式和所具有的功能都各不相同。

● 小麦中含有丰富的麦芽糖

知识小笔记

糖类物质分布在细胞膜、细胞器膜、细胞质以及细胞间质中。

● 蔗糖

组成物质 >>>

在人体中水占了主要部分,接近整个身体重量的 2/3。一个中等身材的成年男子的体重约 70 千克,在脱掉水之后就只有 25 千克。这 25 千克中,糖类约 3 千克,脂肪约 7 千克,蛋白质约 12 千克,无机盐及微量元素约 3 千克。

● 1个分子葡萄糖   ● 6个分子氧   ● 6个分子二氧化碳   ● 6个水分子   ● 能量

↑葡萄糖和果糖是最简单的糖类。葡萄糖是生物体内新陈代谢不可缺少的营养物质，它的热量是人类生命活动所需能量的重要来源。

氧
碳
氢

↑葡萄糖分子结构图

🌾糖类物质 »»»

糖类物质也叫碳水化合物，是构成人体的重要成分，也是参与肌体代谢的重要物质。它们主要以糖脂、糖蛋白和蛋白多糖的形式存在，由碳、氢、氧 3 种元素组成。

🌾脂肪 »»»

脂肪是人体含量最多的脂类物质，也是人体内储藏能量的主要物质。脂肪在体内氧化分解后，变成二氧化碳和水，放出热量。它所产生的热量是身体热量的重要来源。另外，脂肪还有保护内脏器官、维持体温恒定的作用。

🌾脂类物质 »»»

脂类物质是参与人体能量贮备的一种重要物质。它是一大类性质相近的物质的总称，主要包括脂肪、类脂（磷脂和糖脂）和固醇（固醇脂）。脂类主要由碳、氢、氧 3 种元素组成，有些脂类物质还含有磷和氮等元素。

→肉类食物中含有丰富的营养，是蛋白质、脂肪、维生素和无机盐的重要来源。

● 动物脂肪

蛋白质、核酸和无机盐

蛋白质、核酸和无机盐是生命的主要物质基础。蛋白质是构成生物体细胞结构的基本物质；核酸是一切生物的遗传物质，在细胞内大部分是与蛋白质结合为核蛋白存在；而无机盐是人体所需元素的物质总称，存在于体内的各种元素中。

蛋白质 >>>

蛋白质是由氨基酸组成的高分子有机化合物，含有丰富的氮、碳、氢、氧及少量的硫、磷、铁等元素。蛋白质是人类赖以生存的基础营养素。蛋白质严重缺乏时，可能会出现营养不良性水肿。

note 知识小笔记

体重约 70 千克的人体包含的化学成分有：碳 12 千克、氢 7 千克、钙 1 千克，还有少量的碘、钴、锰、铝、铬和银等。

▲ 蛋白质三维模型图

氨基酸 >>>

氨基酸是蛋白质的基本单位，每个蛋白质分子实际上是由不同种类的成百上千的氨基酸按照一定的排列次序连接而成的长链。目前，已知的组成蛋白质的氨基酸大约有 22 种，其中 8 种必需从食物中摄取才能得到。

↑氨基酸的基本构造示意图

🔸鱼、虾等海产品和猪、牛、羊等肉类食品是核苷酸的主要来源。

核酸

核酸是一种高分子有机化合物，呈酸性，除含有碳、氢、氧、氮4种元素外，还含有大量的磷元素，个别的核酸分子中还含有微量的硫。核酸对生物体的遗传变异和蛋白质的生物合成有极其重要的作用。

人体所需的无机盐

无机盐即无机化合物中的盐类，原来称为矿物质。目前，人体已经发现20多种无机盐，其中含量较多的元素有钙（Ca）、磷（P）、钾（K）、硫（S）、钠（Na）、氯（Cl）、镁（Mg）等7种，微量元素有铁、锌、硒、钼、铬、钴、碘等。

➡不同的核酸分子长短不一，它是由许多个核苷酸分子排列起来组成的。

无机盐

在人体内，除了主要以有机物的形式出现的碳、氢、氧和氮外，其余各种元素无论多少，均可统称为无机盐或矿物质。无机盐不仅是构成人体的基本成分，虽然它的含量很低，但对人体的作用却非常大。

维持生命的元素——维生素

No.017

维生素，又名维他命，是人体正常组织发育必需的营养物质，也是维持肌体健康必需的有机化合物，有"维持生命的元素"的意思。维生素既不参与机体组成，也不提供能量，但在体内物质代谢中起着重要作用。

食物中摄取 >>>

大多数的维生素机体不能合成或合成量不足，不能满足机体的需要，必须经常从食物中获得。人体对维生素的需要量很小，但一旦缺乏就会引发相应的维生素缺乏症，对人体健康造成损害。

▲ 维生素 C 是人体中不可缺少的有机物质

▲ 缺乏维生素 B 会导致严重的贫血

维生素的种类 >>>

维生素的种类很多，目前已知的有 20 多种，按其溶解性分为两类：水溶性维生素，有维生素 B_1、B_2、B_6、B_{12}，以及烟酸、叶酸、泛酸、胆酸、维生素 C；脂溶性维生素，有维生素 A、D、E、K。

水溶性维生素

水溶性维生素是一类能溶于水的有机营养分子。水溶性维生素从肠道吸收后，通过循环到机体需要的组织中，多余的部分大多由尿排出，在体内储存很少，所以需要不断补充。

知识小笔记

荷兰医生埃克曼最早发现食物中的维生素，开辟了营养学的新领域。

脂溶性维生素

脂溶性维生素大部分储存在脂肪组织中，通过胆汁缓慢排出体外，过量摄入时，容易在体内蓄积，造成中毒。维生素 A 和 D 主要储存于肝脏，维生素 E 主要存在于体内脂肪组织，维生素 K 储存较少。

番茄含有丰富的营养，如胡萝卜素、维生素 B₁、B₂、维生素 C 等。

维生素的发现是 20 世纪最伟大的发现之一

维生素 A

维生素 A 属脂溶性维生素，是合成视网膜细胞必需的原料，缺乏时出现黄昏时视物不清的夜盲症。已知维生素 A 有 A₁ 和 A₂ 两种，A₁ 存在于动物肝脏、血液和眼球的视网膜中，又称为视黄醇；A₂ 主要存在于淡水鱼的肝脏中。

Vitamin

The Parts Of Human Body

感知世界

　　我们的感觉器官可以告诉我们周围发生的事情。感觉器官分别是视觉、听觉、味觉、嗅觉和触觉。每种感觉都由一个感觉器官通过神经与大脑连接。我们用眼睛看、鼻子闻、舌头品尝、耳朵听、皮肤触摸来了解周围的世界。

获取图像——眼睛与视觉

No.018

眼睛是人的视觉器官，主要部分是眼球。它像一架照相机，能捕捉各种事物的影像。我们所获得的信息，约 90% 以上都来自眼睛。眼睛不仅能帮助我们看清周围的景物，也能反映出人们内心的喜怒哀乐，所以常说眼睛是心灵的窗户。

为什么能看见 >>>

我们之所以能看到事物，是因为光线从物体上反射回来，并射入我们的眼睛。眼睛的前部将光线汇聚到眼睛的后部，并在眼睛的后部形成倒影。在眼睛的后部光线碰到神经细胞，神经细胞又将信号传递到大脑，这样我们就能看到图像。

眼帘 · 瞳孔 · 眉毛 · 睫毛 · 眼球

眼睛的构造 >>>

眼睛分为左眼和右眼。我们平常看到眼睛露出来的部分，只是眼球大小的 1/6，其余的都藏在眼窝里。眼球近似球形，位于眼眶的前半部。

眼肌

视神经

虹膜

视网膜

角膜

晶状体

知识小笔记

　　视神经从眼底部与大脑相连，所以无论我们看见什么，大脑都会迅速知道。

↑ 人的眼球结构图

你能看多远

　　科学家研究报告显示，在纯净的空气中，人眼可以看见 27 千米外的一丁点烛光。在海上能看见 16 千米以外的船只。若在高山顶上，视力的观察距离甚至能扩大到 300 千米。

眼睛的颜色

　　这里所说的眼睛的颜色是指虹膜的颜色，有的人的眼睛是绿色的，有的人是棕色的，而有的人是黑色的，这是细胞中色素含量的多少决定的。

色盲

　　色盲是一种先天性色觉障碍疾病，是由于人眼的视网膜、脉络膜或视神经等发生异常引起的。科学数据显示，12 个男性中就有 1 个人是色盲，而200 个女性中才有 1 个人是色盲。

↑ 细胞中色素的含量决定了虹膜的颜色，虹膜颜色不同，决定了眼睛的不同颜色。

Perceive World

Eye and Visual Perception

呵护心灵的窗户——保护眼睛

№.019

感知世界

呵护心灵的窗户——保护眼睛

我们获得外界的信息大多是依靠眼睛。如果眼睛或视觉出现问题，我们与外界的接触便会受到限制或影响，因此要用科学的方法，保护双眼，以免造成视力低下，给自己带来不便。

不要"目不转睛"

长时间"目不转睛"对眼睛的危害很大，这样会使眼睛发胀，视力快速下降。另外，这时的眨眼动作大大减少，眨眼次数每分钟仅 2~3 次，这就使眼表面的水分蒸发过多，来不及得到及时补充，久之则引起眼球表面的炎症。

> *note* **知识小笔记**
>
> 泪腺是分泌泪液的器官，位于两眼之间，由细管状腺和导管组成。

定时休息

眼睛要定时休息。如每看书或使用电脑 2 小时要休息 10~15 分钟，此时可远眺窗外景观，或转动眼球、做眼保健操等，都有休息效果。

一个发育正常的孩子，婴儿期的视力约为 0.4，到 2 岁时为 0.5，5 岁时为 1.0。到了 8 岁，是视力的最佳期。

🌸 滋润眼睛 ▸▸▸

眼睛需要滋润，当我们使用电脑时，最好保持15°~20°的下视角，这样有助于减少眼球暴露的面积，以减少眼球表面水分蒸发。如果工作座位在空调出风口处，可以在座位附近放置茶水，增加周围湿度。

🌸 锻炼眼睛活动 ▸▸▸

眼睛需要经常锻炼，你可以去户外进行球类活动，如乒乓球、羽毛球、足球、高尔夫球等，当眼球追随目标时，睫状肌不断地放松与收缩，以及眼外肌的协同作用，可以提高眼的血液灌注量，促进眼部新陈代谢，从而减轻眼疲劳。

远视

近视

● 测视力

🌸 定期检查 ▸▸▸

不要等到眼睛不舒服时再去看医生，应该定期检查，发现眼病能尽早治疗。如有近视、远视、散光等屈光不正，要在医生指导下配戴眼镜进行矫正。眼胀痛、流泪等症状明显时，应及时排除青光眼、角结膜炎等眼病。

接收声音信息——耳朵与听觉

No.020

耳朵是人体的听觉器官，能使人感受到充满情趣的有声世界。当它接收到声音信号，就会通过神经系统传输给大脑，大脑收到后就会有意识地支配人的行为活动。耳朵不仅是听觉器官，还是平衡器官，具有保持机体平衡的功能。

耳朵的构造

耳朵分为三部分：外耳、中耳和内耳。外耳完全暴露在身体外面，它是一条略呈"S"型弯曲的管道，长约25毫米；鼓膜介于外耳和中耳之间，是一层椭圆形、半透明的薄膜；中耳由鼓室、咽鼓管和乳突小房组成；内耳里面充满了液体，由一连串腔室和通道组成。

note 知识小笔记

为了保证休息和睡眠，声音不能超过20分贝。

内耳
外耳
耳廓
外耳道
鼓膜
中耳

锤骨
砧骨
鼓膜
镫骨
听小骨

怎么听到声音

外耳如同收音机的天线，能把外界的声音汇集起来，送到耳朵的第二个部分——中耳；中耳是一个传声系统，它将鼓膜产生的振动传入内耳；内耳收到信号，通过神经传递给大脑。这样大脑就感受到声音信号。

● 当声音碰到耳膜时，它就会振动

● 外耳负责收集声音并送进耳膜

● 耳膜的振动被锤骨、砧骨和镫骨传递到耳蜗处

● 耳蜗里的神经末梢又将振动收集起来，并将信息送入大脑

噪音的危害

柔和轻松的音乐使人心情愉快，但高强度的噪音不仅影响听觉器官，还影响健康。人们用分贝为单位来表示声音强弱的等级。30~40分贝是较为理想的安静环境；70 分贝会干扰谈话，影响工作效率；超过 150 分贝，便会使人烦躁不安，动作失调，甚至出现眩晕。

耳屎的作用

耳道内壁有 4 000 多条能分泌耳屎的腺体。耳屎带有一种特殊的苦味，使一些贸然钻入耳朵的小昆虫们闻而却步，起到了保护耳朵的作用。所以不要经常掏耳朵、挖耳屎。

Ear and Hearing

Perceive World

分辨气味——鼻子和嗅觉

No.021

除 与呼吸有关外，鼻黏膜还具有嗅觉功能，它能觉察自然界中的气味。据估计，在鼻子内壁大约 5 平方厘米的地方，就分布着约 1 000 多万个嗅觉细胞，所以能灵敏地辨别几千种不同种类的气味。

鼻子的结构

鼻子有两个鼻孔，后面是鼻腔，中间是软骨和骨质的鼻中隔。鼻腔内的黏膜能分泌黏液，能保持鼻孔湿润，还能黏住灰尘、细菌等对人体有害的物质。

鼻子的嗅觉功能可以使我们闻到花香

- 鼻肌收缩时使鼻孔向外张开
- 骨
- 进入鼻腔的开口
- 软骨

如何嗅味

当你呼吸时，气味进入了你的鼻孔，然后落在里面特有的毛状气味感应器官上。感应器官察觉出这些气味后，便把信号传送到你的大脑中。

什么是气味

气味是空气中的微量化学物质。它们是由叫做分子的微粒所构成，它们太小了，我们用肉眼是看不见的，只有在显微镜下才能被看见。气味的种类很多，大多是由多种最基本的气味混合而产生的。

- 嗅球茎
- 嗅球茎
- 嗅神经
- 筛骨
- 嗅上皮细胞

知识小笔记

人的嗅觉在一天之中并不一样，刚睡醒的人嗅觉功能较迟钝，约4个小时后最为灵敏。

嗅细胞

嗅觉是由鼻子内部的嗅细胞产生的。嗅细胞位于鼻腔深处，它的表面上有一层嗅纤毛，上面覆盖着一种黏液，嗅纤毛感受到气味，就会将信号传送到大脑。人体大约有2 500万个嗅细胞。

过敏

和气味分子一样，许多细小的东西在空气中飘浮，如灰尘、软毛和植物花粉。一些人的嗅觉对这些东西很敏感，甚至过敏，这时鼻子就会发痒或流鼻涕，也会咳嗽或者打喷嚏。

当花粉刺激你的鼻子时，你就会不由自主地打喷嚏，将异物赶出鼻子。

品尝滋味——舌头和味觉

No.022

舌 头为什么能分辨出各种味道呢？这是因为在舌头上覆盖着许多味觉感受器，它就是味蕾。拿来镜子，我们可以看到舌头上有无数个小小的突起，这就是味蕾，所以舌头表面看起来很粗糙，但它却能品尝出各种味道。

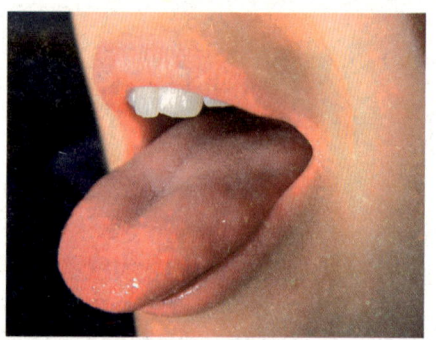

仔细看，我们舌头表面上有很多小突起，它能帮助我们品尝各种美味的佳肴。

味觉"探测器"

味蕾是味觉的"探测器"，它小得肉眼看不见。我们的舌头上有上千个味蕾，它们集中分布在舌头的尖部、侧面和后面。舌头的不同部位能品尝出基本的味道，即酸、甜、苦和咸。

味觉是怎么产生的

当我们吃一口食物，这些食物就会刺激口腔内的味觉感受体，然后通过一个收集和传递信息的神经感觉系统传导到大脑的味觉中枢，最后通过大脑的神经中枢系统的综合分析，于是就会产生味觉。

味蕾结构图

● 会厌软骨

● 扁桃体

● 舌的两侧
对酸味敏感

● 舌根部
和软腭对苦、
辣味敏感

● 舌两侧前
部对咸味敏感

● 舌尖对甜
味敏感

味觉变化

随着年龄的增长，舌头上的一些味蕾就会死亡。一个儿童有 1 万多个味蕾，而老年人只有约 5 000 个。因此，儿童对味道的感觉比较灵敏，而老年人的味觉则较为迟钝。

知识小笔记

note

人的舌头由 17 块肌肉组成，所以非常灵活。

特定味道的敏感区

人分辨苦味的本领最高，其次为酸味，再次为咸味，而甜味则是最差的。一般来说，人的舌尖和边缘对咸味比较敏感，舌的前部对甜味比较敏感，舌靠腮的两侧对酸味比较敏感，而舌根对苦、辣味比较敏感。

舌苔

舌背上一层薄白而润的苔状物就是舌苔。正常情况下，由于咀嚼和吞咽动作，以及唾液、饮食的冲洗，经常不断地清除舌表面的物质，仅表现为薄白的一层舌苔。当患病时，进食少，使舌的动作减少，或唾液分泌减少，舌苔就变厚。

◄ 儿童的味觉细胞比较丰富，尤其对甜食十分敏感。他们的身体能有效地把这些甜食转化为成长所需的能量。

最亲近的感知——触觉

No.023

皮肤是我们身体中最大的触觉器官，它位于人的体表。在与周围世界接触时，触觉依靠分散在全身皮肤上数百万个微小的传感器产生感觉。这些感觉告诉我们，鞋子是否合脚，哪些质地的衣服穿在身上比较舒服。

什么是触觉 》》》

触觉就是身体与物体接触时产生的感觉。当我们身体的一定部位与外界物体接触时，都会不同程度地感受到物体的存在，甚至可能对物体的形状、硬度、光滑程度等情况做出判断，这就是触觉。

➤我们弹吉他，主要靠的就是触觉和感觉。

疼痛 》》》

疼痛也有好处。如果我们的身体被什么东西伤害了，就会觉得疼痛，这实际上是一种警告，告诉我们要注意自己的身体，如果伤得不严重的话，疼痛感会很快消失。

➤皮肤受损伤后，会在几天内修复。

触觉感受器

　　触觉感受器就是皮肤内感受触觉的细胞。皮肤里有许多特殊的神经感受器，它们能将感受到的触觉传递给大脑，使人产生触觉。

note 知识小笔记

　　婴儿的触觉表现包括触觉辨识和触觉防御两种。触觉辨识能力能够让婴儿累积分辨软硬、冷热不同材质的经验；触觉防御能力则可以帮助婴儿了解环境的安危，进而保护自己。

▶失去触觉，你无法把握自己抓握物品的力量，会很容易将气球抓破，甚至你根本不知道是否已经抓到气球。

↖如果你摔倒了，就会感觉到疼痛，这实际是在警告你要注意自己的身体。

↖一个经验丰富的农民，把泥土抓在手中揉搓，就可以通过触觉来感知这个土质的好坏。

触觉敏感区

　　人体皮肤里的感受器不仅数目不同，而且分布在全身各部位的密度也不一样，密度越高的地方，感觉越敏锐。位于人的手指、嘴唇、脚底等处的感受器分布得多一些，因此这些部位比较敏感。

用触觉读书

　　盲人利用触觉来完成阅读。他们使用一种特殊的字母表，叫做"点字"。点字是印在纸上的凸点符号文字。一连串的凸点代表着字或字母，盲人利用他们的指尖触摸这些点字。点字法是法国盲人路易斯·布莱尔于 1824 年发明创造的。

Sense Of Touch

Perceive World

人体外衣——皮肤

No.024

皮肤是人体的外衣，覆盖在身体的最外面，起着保护人体内部的功能，抵挡细菌和各种微生物的入侵。此外，皮肤还可以感觉冷热和疼痛，有吸收、分泌、调节体温、维持水分和盐分代谢、修复及排泄废物等功能，对人体的健康起着重要作用。

各色人种 >>>

皮肤有6种颜色：红、黄、棕、蓝、黑和白色，这是因为皮肤内黑色素的数量及分布情况不同。黑色素是一种蛋白质衍生物，呈褐色或黑色，是由黑色素细胞产生的。由于黑色素的数量、大小、类型及分布情况不同，因此决定了不同的肤色，也就有了不同肤色的人种。

note 知识小笔记

皮肤里有一种叫做黑色素的有色物质，能阻挡太阳紫外线的照射。

⌄ 不同肤色的现代人

皮肤的构造

　　我们身体表面的皮肤有三层，最外面的是表皮，最里面的是皮下组织，而夹在中间的是真皮。表皮是皮肤的浅层结构；真皮比较厚，富有弹性和张力，能抵抗外力的冲击。

毛发
毛孔
表皮
汗腺
真皮
神经末梢
皮下层
毛囊

↑ 皮肤对炎热的反应示意图

↑ 皮肤对寒冷的反应示意图

敏感的皮肤

　　在皮肤表层下排列着数百万个敏感的神经细胞。每种细胞可分别辨别不同的感觉，皮肤可分辨轻触与重压、软与硬、热与冷、疼痛等不同的感觉。

→ 皮肤受损伤后，就会在短时间内修复。较大而深的损伤，其再生过程则较长，容易留下疤痕。

划伤

　　如果我们不小心划伤皮肤的话，皮肤中的毛细血管就会被破坏，如果伤口不严重，皮肤会慢慢自己恢复。

Skin

Perceive World

人体的智慧源泉

　　神经系统是由大脑、神经和脊髓组成的。神经以电信号的形式在大脑与身体之间传递信息。大脑支配着我们的整个神经系统，而脊髓则是神经信号的主要通道。如同一台电脑，大脑接受信息、处理信息，然后作出决定，控制着我们的行为、感觉和思维。

神经信使——神经系统

器官与器官之间需要交换信息，人体还要接收来自周围环境的信息。有一个系统承担着这项交流工作，这就是由中枢神经系统和周围神经系统组成的神经系统。人体的神经系统包括脑、脊髓和周围神经。

神经

神经是由一束又长又细的神经元细胞组成的，它能传递各种快速运行的电信号。人的体内有三种神经元，即感觉神经元、运动神经元和联络神经元，它们组成了复杂的神经系统。

- 神经鞘
- 神经纤维
- 包围神经纤维束的结缔组织鞘

- 脑
- 神经
- 脊髓

从头到脚的神经

神经对称地布满人的全身。12 对颅神经从脑部出发，通过头部、颈部、肺部、胃和肠道。31 对脊神经从脊髓出发通往四肢、皮肤和肌肉。

- 细胞体
- 细胞核
- 轴突
- 树突

神经工作

如果某种物体触碰了你，感觉神经元就会获得信息，并将信号传递给脊髓中的联络神经元，联络神经元再将信号传递给一个或几个运动神经元，接着大脑就会做出反应。

神经元有许多称为"树突"的小分支，和一条如电线般较长的轴突，它也叫神经细胞，是构成神经的基本单位。神经细胞很长，有的可长达 1 米。

知识小笔记

除头部外，人体大部分感觉都必须通过脊髓传到大脑，大脑发出命令也由脊髓传递给身体各部位。

- 节前轴突
- 节后轴突
- 迷走神经
- 腹丛神经节
- 脑神经（12 对）
- 颈神经（12 对）
- 胸神经（12 对）
- 腰神经（5 对）
- 骶神经（5 对）
- 多数神经中枢附近的脊髓
- 骨盆神经
- 交感神经流出
- 副交感神经流出

神经系统的构成

人的神经系统由中枢神经系统和周围神经系统两部分组成。中枢神经系统是脑和脊髓，周围神经系统是从脑或脊髓发出的，遍布全身的神经网络。脊髓是神经系统的重要组成部分，分别管理着人的内脏和躯干的一系列活动。

Nervous system

The Origin Of Human Intelligence

生命指挥中枢——大脑

No.026

大脑控制着人体的行为活动，接收来自五个感官的信息。大脑是意识、情感、记忆、思想和语言的中心，是支配人体各个系统的中心枢纽。在夜晚，我们进入睡眠，大脑还在工作，它的工作节奏根据睡眠的不同阶段而变化着。

大脑的构造

大脑是由约140亿个神经细胞构成的，这些细胞连接成一个网络以传递信号。它们看上去像一团核桃仁状的豆腐脑，非常柔软、娇嫩，但令人难以置信的是，一个细胞可能连接着另外20万个细胞。

大脑皮层

灰色物质里的神经将信息传给身体

小脑

脑干

note 知识小笔记

植物人是一种没有了意识和思维的人，有心跳和呼吸，而大脑却处于抑制或死亡状态。

脑的内部

大脑分为左右两个半球，一般左脑具有语言、概念、数字、分析、逻辑推理等功能；右脑具有音乐、绘画、空间几何、想象、综合等功能。大脑皮层是思考的区域；小脑负责人体的肌肉和身体的平衡；脑干控制血液循环系统、呼吸系统等。

运动

下棋

绘画

音乐

大脑的食物

大脑消耗的能量占人体的1/5，因此它必须依靠血源不断地为它提供充足的氧和营养。如果大脑供血不足，我们就会感觉到头晕；如果缺氧，脑细胞在几分钟之内就会死亡。

布洛卡区

布洛卡是法国外科医生、解剖学家兼人类学家，曾在巴黎担任外科教授。他发现大脑外层有一块区域，专门负责协调声带和颈部肌肉，以发出声音。这块区域就是语言区，后来成为"布洛卡区"。

大脑皮层

大脑的表层部分叫大脑皮层，皮层表面高度扩展、卷曲，形成许多的沟和裂。大脑皮层是脑部最重要的部分，几乎所有的信息都会传递到那里，等它做出判断后，向身体的各个部位传递信息。

● 联合区是位于大脑前部的思考区是最复杂的一个部位。它能使你进行思想、学习、计划，让你拥有感情和情绪，使你具有个性

● 大脑运动区发出指令指挥你的肌肉进行运动，保持平衡，它还能控制你学习弹琴等技能

● 感觉区接收来自全身皮肤感觉器的信息，使你能"触摸"到外部世界

● 来自眼睛的信息（刺激）经视神经传递到视觉区，转换成你所看到的图像或文字

● 语言区是掌管嘴部肌肉和发音器官，使我们说话清晰的部位

● 听觉区接收来自耳朵的信息

No.027

无穷的秘密——大脑的奇妙事

人类的大脑就像一个微型的宇宙,里面隐藏着人类难以穷尽的秘密。探索大脑的奥秘使得人类更了解自己,并加以有效利用,是目前科学研究的一个重要方面。

消耗能量

大脑的体积只占头部的一半,但它所消耗的能量却占人体能耗总量的1/5。对于大脑来说,绝大多数能量都被用于维护日常运转,而冥思苦想所消耗的能量几乎可以忽略不计。

▶大脑可以帮助我们进行精密的计算

大脑里的"笑话中心"

大脑中央前额皮层有一个区域比较活跃,这个区域就是大脑前部的额叶。大脑通过不同的途径接受笑话,然后将其输送到这一区域,从而评估值不值得为这个笑话发出笑声。

▶当你遇到困难,大脑就会帮你运用记忆、直觉和思维,然后做出判断。

● 大脑将信息转化成特殊的神经回路存储

大脑的重量

如果把人的大脑皮层展开，捋平皱褶，可得到一张厚 3 毫米，面积为 90×60 平方厘米的"发面饼"。正常人的大脑重量约 1.4 千克，相当于 13 个苹果的重量。所有成人，包括天才的大脑都一样。

🔸 大脑皮层上面密密麻麻地分布着大约 120 亿个神经细胞，在这些神经细胞的周围还有 1 000 多亿个胶质细胞。大脑皮层是神经元胞体集中的地方，是构成大脑两半球沟回的表层灰质。

挠痒为什么会发笑

当别人替你挠痒时，你会大笑不止，这是人的小脑在起作用。当你自己挠自己时，小脑会发告诉大脑的其他部分，不要对这种刺激给予反应。但当被别人挠痒时，小脑却不会发出警告信号，因此大脑就会对外来刺激做出反应，人就会觉得特别痒而发出笑声。

The Origin Of Human Intelligence   Amazing Cerebrum

储存信息——惊人的记忆力

No.028

人类有惊人的记忆力，人的大脑有约 140 亿个脑神经细胞。据估计，如果把大脑的所有潜能都开发出来，能记住一座图书馆全部藏书的信息。

什么是记忆力

记忆力是人们在记忆活动中表现出来的一种特殊的能力。即人们记住事物的形象或事情的经过的能力，实际上包括了对各种信息材料的识别、分析、加工、抽象、比较、概括、储存、再现等各种综合能力。

人们发明了电脑，希望它能协助人脑进行计算。

"超级计算机"

有人把人类大脑比喻为"超级计算机"。尽管现代的计算机每秒钟能计算上万次，但与大脑的功能相比还差得很远。这是因为大脑能把毫不相干的事物联系起来，产生联想，萌发灵感，进行创造发明，这是任何计算机都无法相比的。

人类头部结构

序列记忆

对于很多人来说，记住一首歌或一首歌的某些段落相当困难，但对序列的记忆却情有独钟。据说，一位美国人将 1 500 多张任意排列的卡片看一遍之后，能按这个顺序记住所有的卡片。

海马体是大脑皮质内的一个内褶区，其主要作用是主管人类的短期记忆。它的名字来源于其弯曲的形状酷似海马。

颞叶   海马体

很多孩子都害怕打针，这是因为第一次打针的时候你感受到了疼痛。这个不好受的感觉在大脑里被深刻地记忆之后，再见到针头你就会感到疼痛和害怕。

宝宝半岁左右，已经能够有意识地存储并回忆一些信息。这时，他对物体或人物有了初步的记忆，大脑保存着身边人物的形象，所以开始认识妈妈了。

记忆力的分类

记忆力可分为短期记忆力、中期记忆力和长期记忆力。短期记忆力的实质是大脑的即时生理生化反应的重复，而中期和长期的记忆力则是大脑细胞内发生了结构改变，建立了固定联系。长期记忆力能持续数年，而短期记忆力仅持续 1 分钟。

note 知识小笔记

记忆按方式可分为概念记忆与行为记忆两类。公元前 4 世纪的思想家柏拉图第一个提出记忆的概念。

智力发展水平——智商

No.029

智商就是智力商数，即 IQ，英文 Intelligence Quotient 的简称，是人们认识客观事物并运用知识解决问题的能力。一般来说，智商高的人在短时间内能够完成很复杂的事情。

智商因素

智商也可以理解为智力，是通过一系列标准测试测量人在其年龄段的认知能力（"智力"）的得分。它包括多方面因素，如观察力、记忆力、想象力、分析判断能力、思维能力、应变能力等。

▶智商的高低并不取决于大脑容积的大小

智商	智力等级
140 以上	天才或近似于天才
120 ~ 140	智力优异
110 ~ 120	智力较高
90 ~ 110	普通智力
80 ~ 90	迟钝
70 ~ 80	于迟钝与智能障碍者之间
70 以下	可归纳为智能障碍者

发明者

智商是由法国的心理学家比奈和他的学生所发明的，他根据这套测验的结果，将一般人的平均智商定为 100，而正常人的智商根据这套测验，大多数在 85 ~ 115 之间。

▶智力的高低通常用智力商数来表示，是用以标示人的智力发展水平。左图 IQ 测验结果接近于正态分布，颜色带表示标准差的大小。

与脑容积大小无关

无论在东方或西方，都有"头大聪明"的说法。但研究表明，智商高低的决定因素并不取决于脑容积的大小，而是取决于大脑发育的时间和过程，以及先天遗传和后天培养。

大脑皮层和智商

科学家发现，智商超群的孩子 11 岁之前大脑前额皮层迅速增厚，11 岁之后，大脑前额皮层逐渐变薄。智商一般的孩子大脑皮层发育也符合这个规律，但其大脑皮层增厚的速度远没有那么明显。

这是人类大脑的模型。在大脑上有很多沟壑，这些沟壑和人类的智商也有着密切的关系。

智商的高低与遗传和后天培养有很大的关系

知识小笔记

研究发现乌鸦具有高智商，其脑重量占体重的比例可以和灵长类动物相媲美。

韦氏量表

1916 年，美国韦克斯勒编制了韦克斯勒成人（16 岁以上）智力量表（WAIS）、儿童（6~16 岁）智力量表（WISC）、适用于 4~6.5 岁儿童的韦氏幼儿智力量表（WPPSZ）。20 世纪 80 年代中后期，韦氏量表被引进我国，目前应用为较广范。

Intelligence Quotient

The Origin Of Human Intelligence

大脑的保健——科学用脑

No.030

大脑是人体进行思维活动最精密的器官。它好比一台机器，长期不用就会"生锈"，但是如果用脑过度，就会损害大脑的健康，因此要学会科学用脑，只有适度的学习和工作，对脑的保健才会有益。

左右脑同用

人的左右脑的功能相互联系却又分工不同。如从事教育工作的人常常只用了大脑的左半球，而不常使用右半球。如能对不常用的右半球加强运用，使两半球互相配合，互传信息，就会使两侧大脑半球的潜力得到开发，提高工作效率。

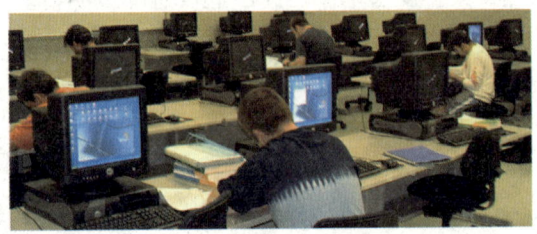

适度的工作和学习是对脑的一种有益的刺激，可保持大脑皮质最适宜的紧张度，对脑的保健非常有益。

充足的睡眠可以保证大脑轻松的工作。当你四肢无力，注意力不集中的时候，这就是大脑在提醒你它已经非常疲倦了，需要休息。

充足的睡眠

长时间的工作，使大脑皮层神经细胞疲劳，充足的睡眠会消除这种疲劳，恢复脑力。一般来说，15~20 岁的青少年，每天至少要睡 9~10 小时，成年人要保证 8 小时。

良好的情绪

情绪的变化对脑有很大影响。精神紧张和焦虑、苦闷和悲伤都能使脑细胞的能量过度消耗，使大脑处于衰弱状态。因此，健康的身体与良好的情绪是科学用脑的主要方面。

> **知识小笔记**
>
> 科学家指出，大脑的休息应该借助足够的睡眠和营养补充来完成。

▶发呆也是一种缓解疲劳的方式

↑打哈欠是大脑自我提神的一种方法

难易交叉

复杂劳动和简单劳动相交叉，例如，在撰写稿件 1 小时后改为誊抄稿件，这样不仅可提高效率，且可保护大脑皮层的功能，因为这样可以使大脑管理不同功能的部位得到轮流兴奋和抑制，避免长期使用 1 个区域而使大脑产生疲劳感。

饮食

为了保证脑的功能，还应当从饮食结构上给以补充来增加脑的能量。如摄入豆制品、鱼、精肉等，都可以达到这一目的。科学用脑是一个完整的系统工程，各方面均需照顾，不能遗漏。

↑要科学地安排用脑，合理分配时间，劳逸结合，这样会使大脑的工作有节制，不疲劳过度。

The Origin Of Human Intelligence　　Using Cerebrum Rationally

大脑休息——睡眠和做梦

我们的大脑和身体一样也需要休息，当大脑需要休息的时候，我们就会觉得困乏，想睡觉。睡眠是每个人每天都必须的，它是为了获得足够的精神和体力。在睡觉的时候，一部分大脑皮层可能还在活动，这样就会做梦。

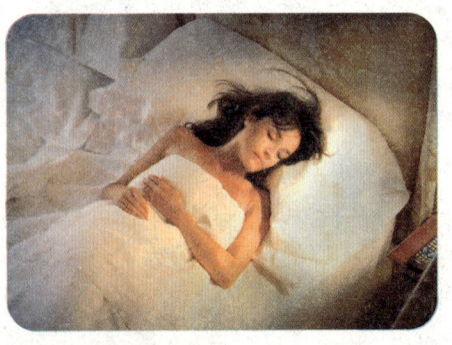

睡眠周期

从入睡开始，人的大脑经历5个周期的睡眠，每个周期约持续90分钟。每个睡眠周期包括两个睡眠类型：首先是沉睡，沉睡伴随着微弱的神经活动；然后是不规则睡眠。在沉睡时，大脑非常放松；而不规则睡眠时，它非常警觉。

重要的睡眠

睡眠对于大脑是非常重要的——它需要使白天的脑力消耗得到恢复。在人的一生中，睡眠占有重要的位置。比如一个75岁的人，他一生中有25年的时间是在睡觉。

梦的作用

梦有什么作用？研究者至今还没有一个确切的答复。根据弗洛伊德的观点，梦表示人们无意识地想要某种东西，自己也不知道是什么东西。

↑梦的内容有时很清晰，我们可以在醒来后讲出梦的内容；有时却很模糊，我们甚至不知道具体梦到了什么。

做梦的时间和阶段

现代研究表明，人在睡眠时，梦一般持续 10~15 分钟，通常在不规则睡眠阶段出现，因为这个阶段的神经运动活跃。

哈欠

打哈欠是人们觉得必须保持清醒状态的时候，促进身体觉醒的一种反应。由于疲劳或睡眠不足会导致大脑温度上升，通过打哈欠呼吸新鲜空气，来降低大脑的温度。

note 知识小笔记

科学家认为梦境是大脑把一些不相关的信息组合在一起形成的。

Sleep and Dream

The Origin Of Human Intelligence

人的第三只眼——人体生物钟

No.032

人体内有一个24小时的"时钟"，这个"时钟"就是我们常说的生物钟。生物钟是由大脑里的某个腺体支配的，它负责告诉你身体什么时候入睡，什么时候起床。

遵守时间

你知道吗？从你一出生，你的体内就有了生物钟。例如，测量脉搏就可以知道心跳的规律；作息时间也会形成固定的"生物时钟"，让你习惯什么时候上学，什么时候吃饭。

↑有规律的作息，会使你体内形成固定的生物钟，它会提醒你，什么时候该吃早点，什么时候该玩耍。

生物钟

在非洲的密林里，有一种虫子，它每过1小时就变换一种颜色，在那里生活的人们就把这种小虫捉回家，按它变色来推算时间。这种虫子体内的"时钟"，就是我们所说的生物钟。其实，除了动物和植物，甚至微小的细菌也有生物钟。

有趣的"鸟钟"

许多生物都存在着有趣的生物钟现象。在南美洲的危地马拉有一种第纳鸟，它每过 30 分钟就会"叽叽喳喳"地叫上一阵，而且误差只有 15 秒，所以那里的居民就用它们的叫声来推算时间，这些鸟因此被称为"鸟钟"。

生物钟调整

到了冬季，我们会感到食欲大大增加了，其实，这并不是因为冬天人体需要更多的热量，而是由于人体的"激素钟"在寒冷的气候下，运转有所改变造成的。

研究指出，按照人的心理、智力和体力活动的生物节律，来安排一天、一周、一月、一年的作息制度，能提高工作效率和学习成绩，减轻疲劳，预防疾病防止意外事故的发生。

死亡激素

过去，人们以为人之所以死亡，是由于"人体机器"被磨损的缘故。但现在普遍认为与生物钟有关，也就是说，人生到了一定的时候，体内会分泌某种死亡激素而导致人体死亡。

note 知识小笔记

如果穿越不同的时区，人体里的生物钟就会紊乱。

Biological Rhythms of Human Body

The Origin Of Human Intelligence

情感的纽带——交流与沟通

No.033

当和别人交流时，我们往往是通过说话的声音和身体语言的无声信号进行的。交流与沟通是人与人之间不可缺少的情感纽带，但往往我们可以完全不通过语言，而是通过身体语言去与人交流和沟通。

语言

语言的形成与脑的功能和记忆有很大关系。大脑皮层中有 4 个语言中枢，包括运动性语言中枢（说话中枢）、听性语言中枢、视运动性语言中枢（书写中枢）和视性语言中枢（阅读中枢）。

▲ 语言使我们能够思考，并与人进行交流。

手语

手语是聋哑人利用特殊的手势和动作，与别人进行沟通和交流的肢体语言。手语是法国伟大的聋哑教育家德雷佩神父发明创造的，1760 年，他在法国建立了第一座国立聋校，并担任该校第一任校长。

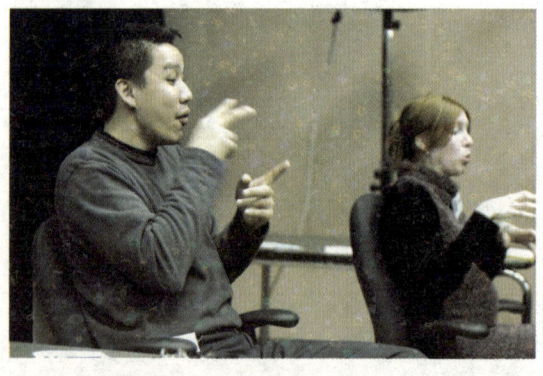

▲ 聋哑人与别人进行交流与沟通，主要用的是手语。

无声的信息

　　不用通过语言，人类通常也能表达自己的感情，那就是身体语言。如果看见一个人正在投入地玩一项有意义的体育运动，不用多说，他的情绪我们都能猜出来。

知识小笔记

　　一般来说，大脑的左半球主要负责处理语言信息。

表情

　　表情是人类无声的语言。如果把聋哑人除外，在人类表达的全部感情里，文字言辞占7%，声音占38%，而表情语言则占55%之多。正常人的脸部有 6 种基本表情：厌恶、愤怒、害怕、高兴、悲伤和惊奇。

▸丰富的表情也是表达感情的一种方式

眉毛与情感

　　眉毛除了能防止汗水或雨水流入眼睛外，还能表达人的情感。人的心情发生变化，眉毛的位置也会相应改变。当你遇到忧愁或烦恼的时候，就会皱眉头；当你非常得意和兴奋时，眉毛就会上扬，因此有"眉飞色舞"的说法。

◂生气的时候，眉毛就会挑起来。

Communion

The Origin Of Human Intelligence

平衡中心——小脑

No.034

小脑在大脑的后下方,也就是平时说的后脑勺部位。小脑就像一个大的调节器,它通过与大脑、脑干和脊髓之间丰富的传入和传出联系,来维持身体平衡,调节肌肉张力和协调运动。

小脑和运动

有的生物学家曾经切掉了小狗的小脑,结果小狗走起路来歪歪扭扭的,难以保持平衡,从那个时候起,科学家们就开始研究小脑和运动的关系。

● 小脑

维持身体平衡

小脑是调节人体运动的中枢,当人站立时,小脑会时时发出指令,调整人体姿势,防止跌倒。人喝醉酒时,因为酒精麻痹了小脑,所以走起路来,就会晃晃悠悠。

◀ 小脑维持人的身体平衡,使人们可以完成各种活动。如,武术演员有了小脑的平衡作用,便能够出色的完成表演。

各负其责

从机能上，小脑可分为前庭小脑（原小脑或古小脑）、脊髓小脑（旧小脑）、大脑小脑（新小脑）三部分。前庭小脑主要是调整肌紧张，维持身体平衡；脊髓小脑控制肌肉的张力和协调；而大脑小脑主要控制精细运动的准确性。

▶小脑位于我们平常所说的后脑勺部位

▶当人站立而头向后面仰时，膝与踝关节为配合头向后仰而作出辅助性屈曲运动，以对抗由于头后仰所造成的身体重心的转移，使身体保持平衡而不跌倒。这一过程中，就是由于小脑发出的调节性冲动，协调了有关肌肉的运动和张力。

note 知识小笔记

人类小脑随着身体的生长，其功能也会不断完善，这也是我们能做更多复杂动作的基础。

协调随意运动

随意运动是大脑皮层发动的意向性运动，而对随意运动的协调则是由小脑的半球部分，即新小脑完成的。新小脑的损伤，将使受伤者的肌紧张减退和随意运动的协调性紊乱。

▶大脑小脑影响运动的起始、计划和协调，包括确定运动的力量、方向和范围。

Cerebellum

The Origin Of Human Intelligence

信息通道——脊髓

No.035

如果你能摸到你的后背，就会发现在背部中央有一条脊椎，脊椎内部就是脊髓，它是我们身体里非常重要的组织，通过脊髓，大脑发出的信号才能传到我们身体的其他部位。

传导信息的通道

脊髓是中枢神经的一部分。脊髓两旁发出许多成对的神经，分布到全身皮肤、肌肉和内脏器官。脊髓是周围神经与脑之间传递信息的通道。

♦ 骨科大夫为病人检查身体时，一般会让病人躺在床上，然后进行多方位检查，同时询问病人的身体状况，然后确定病情。

脊神经

人体的脊神经有 31 对，都来自脊髓，并且全部是混合神经。每对神经与构成脊柱的椎骨相对应。每对脊神经中的一条通向躯体左侧，另一条通向躯体的右侧。

可以变化的脊椎

脊椎的长度是可以变化的，当我们躺下休息一晚上以后，脊椎就会变长，当我们工作或学习了一天以后，脊椎又会变短，这就是为什么早上我们的身高比晚上高。

知识小笔记

脊髓灰质炎病毒专门攻击脊髓，引起脊髓灰质炎，严重损害人的身体健康。

● 感觉神经元

● 联络神经元

● 运动神经元使肌肉收缩

↑ 脊髓灰质炎病也叫小儿麻痹症，它能引起下肢的萎缩，如今，这种疾病已经能够预防了。

脑干

在大脑和脊髓之间，有一座把两者联系起来的桥梁，这就是脑干。脑干不仅是信息的中转站，而且还要维持个体生命，包括呼吸、心跳、消化、睡眠和维持体温等。

尿床

脊髓里的神经中枢和大脑皮层可以让我们有意识的排尿。婴幼儿因大脑的发育尚未完善，对排尿的抑制能力较弱，所以排尿次数多，容易产生尿床现象。

● 正确的坐姿对我们脊椎的生长发育很重要

神经调节方式——反射

如果你的手指被刺了一下，你会马上缩回手指。这种无意识的反应就是反射。反射作用能保护我们避免危险。为了使身体及时受到保护，神经信号绕过大脑，直接通过脊髓传递到肌肉。

条件反射

神经系统指挥人体工作，是通过神经反射活动来实现的。神经反射活动分为两种，条件反射和非条件反射。条件反射需要大脑的判断和确认，必须通过后天的学习和训练才能建立。

条件反射的五大环节

条件反射需要经过感受器、传入神经元、中枢神经、传出神经元、效应器五大环节。如当听到敲门声，大脑（中枢神经）通过传入神经收到耳朵（感受器）传来的信息，并下达命令去开门，传出神经就会把命令送到肌肉处（效应器），肌肉就会带动身体和手脚把门打开。

当你要吃美味的蛋糕，或者听到它的名字的时候，口水就不受意识控制地出现了，这是我们身体里的中枢神经对食物刺激的反应，甚至只要听到食物的名字都会指挥口腔分泌口水。

你要是像下图这样把自己的腿轻松地放在另一条腿上，如果这时有人敲击你的膝盖下方，你的小腿就会不由自主地向上动，这是不受你控制的行为。

非条件反射

非条件反射活动是先天固有的，不需要通过学习。如当火焰烧到手指后，手指便本能地往后缩，根本不经过大脑思考，它属于非条件反射中的"防御反射"。

本能

本能就是与生俱来就会的行为。例如，一个新生儿会自动地吮吸妈妈的乳汁，这种本能使婴儿得以生存。事实上，本能是人类在进化过程中形成的一种维持生存的能力。

巴甫洛夫在研究狗的消化腺分泌时意外发现了条件反射

note **知识小笔记**

巴甫洛夫（1849~1936）是世界上最早研究条件反射的俄国生理学家。

婴儿足部反射

如果你用手指戳一个婴儿的脚，脚趾就会向下蜷曲。医生经常对新生儿做这种反射实验，检测新生儿的感觉是否正常。当婴儿长大时，这种反射就会慢慢消失。

Reflex Action

The Origin Of Human Intelligence

骨肉之躯

　　人体像一台复杂的机器，虽然每个人的外形有差异，但结构组成却是相同的。人体中的骨骼共有 206 块，它们大小不同，形状不同。骨骼、骨连结和肌肉互相巧妙地连接在一起，组成一个完美坚固的人体支撑系统，维持着人的生命与健康。

运动系统的支柱——骨骼系统

No.037

骨 骼与肌肉共同完成运动功能。在骨骼核心内的红骨髓还具有造血作用，红细胞、白细胞在其中生长、发育。一些矿物质被储藏在骨中，特别是身体需要的钙。

- 颅骨
- 锁骨
- 肋骨
- 髋骨
- 髌骨
- 踝骨
- 趾骨

身体里的骨骼 >>>

　　我们身体里有一副完整的骨骼系统，它们可以被分为 206 块不同的骨头，骨骼几乎分布在我们身体的每一个部分，有了这些骨骼，我们身体的其他部分才能组合在一起。

- 骨密质
- 骨髓
- 骨松质

骨骼的功能 >>>

　　骨骼能保护内部器官，维持身体姿势。骨骼贮存身体重要的矿物质，例如钙和磷。另外，骨骼、骨骼肌、肌腱、韧带和关节一起产生并传递力量使身体运动。

髌骨

韧带

半月板

骨的构成 >>>

骨主要由骨质、骨髓和骨膜三部分构成，有丰富的血管和神经组织。长骨的两端是呈窝状的骨松质，中部的是致密坚硬的骨密质，骨中央是骨髓腔，骨髓腔及骨松质的缝隙里是骨髓。

note 知识小笔记

儿童的骨髓腔内的骨髓是红色的，有造血功能，长大后会逐渐失去造血功能。但长骨两端和扁骨的骨松质内，终生保持着具有造血功能的红骨髓。

骨的化学成分 >>>

骨是由有机物和无机物组成的，有机物主要是蛋白质，使骨具有一定的韧度；无机物主要是钙质和磷质，使骨具有一定的硬度。人体的骨就是这样由有机物和无机物组成，所以人骨既有韧度又有硬度。

◀ 当你骨折时，医生会用绷带或石膏为你固定伤处，几个月后就会康复。

▲ 阿特拉斯是希腊神话里的擎天神，被宙斯降罪来用双肩支撑苍天。

颈关节

腰椎关节

杆式关节

膝关节

柔韧的脊椎骨 >>>

人的脊柱一般是由33块脊椎骨和其间的柔软脊椎盘组成的。最上面的那根椎骨支撑着脑壳，它是根据希腊神话里阿特拉斯的名字而命名的，传说他能用双肩支撑整个世界。

Skeleton System

The Body Of Bone And Muscle

脑的保护者——颅骨

№.038

颅 骨保护着大脑和部分感觉器官（眼、耳、鼻、舌），它看起来很像是一块骨，其实颅骨是由 23 块骨头组成，这些骨与骨之间被关节紧紧地连接在一起。它上面还有许多孔，供血管和神经穿越。

组成 >>>

颅骨由脑颅骨和面颅骨组成。脑颅骨可以保护大脑；而面颅骨则可以支撑面部，形成面部轮廓，由鼻骨、颧骨和颌骨三部分组成。

▶ 颅骨由 23 块骨头组成，分两部分：脑颅和面颅。脑颅位于后上方，略呈卵圆形，内为颅腔，容纳脑。面颅位于前下方，形成面部的基本轮廓，并参与构成眼眶、鼻腔和口腔。

头盖骨 >>>

颅骨上的圆顶就是头盖骨，由 8 块弯曲的片状骨融合而成。随着年龄的增长，这些骨头逐渐地连接在一起，使人的颅骨更坚硬。骨头连接处的曲折线条显而易见，这就是骨缝。

囟门 >>>

婴儿的颅骨之间有一小块软膜，称为囟门。囟门使婴儿的头可以变形以便脱离母体。出生几天后，婴儿的头就能恢复正常形状。两年内，囟门逐渐收缩并由骨头代替。

▸玛雅水晶头骨

▸婴儿出生时头顶有两块没有骨质的"天窗"，医学上称为"囟门"。

玛雅水晶头骨制作之谜 >>>

1927 年，英国一支探险队在中美洲发现了一颗与真人头骨一般大小的水晶头骨。水晶是世界上硬度最高的材料之一，用铜、铁或石制工具都无法加工它，而 1000 多年前的玛雅人又是使用的什么工具呢？直到今天，它的制作还是一个谜。

> note 知识小笔记
>
> 颅骨骨折按骨折形状分为四类：线形骨折、凹陷骨折、粉碎骨折、儿童生长性骨折。

▸人类颅骨 X 断层扫描图。你可以看到，颅骨对脑部起到保护作用。

颅骨骨折 >>>

颅骨骨折指颅骨受暴力作用所致颅骨结构改变。颅骨骨折的伤者，不一定都有严重的脑损伤，颅骨骨折占颅脑损伤的 15%~20%，可发生于颅骨任何部位。婴幼儿的线形骨折常在 3~4 个月内愈合。

Skull

The Body Of Bone And Muscle

身体的支撑——脊柱

No.039

人 的脊柱很像房屋的大梁，从早到晚支撑着我们的身体，所以它又被人们称为"脊梁骨"。它由 33 块椎骨构成，每块椎骨的中心都有一个孔，这些孔构成一个管道，骨髓在其中穿行。

脊柱的构成 >>>

脊柱上端是 7 块较小的颈椎骨，胸椎骨有 12 块，它们不易移动。胸椎骨之下有 5 块腰椎骨，能够比较自如地运动。5 块骶椎骨融合在一起形成一块弯曲的楔形骨，即骶骨。脊柱的下端是 4 块较小的椎骨，它们也融合在一起并构成三角形的尾骨。

"人体弹簧" >>>

组成脊柱的椎骨之间，有一种被称为椎间盘的结构，好像弹簧那样有弹性。我们在走路、蹦跳时不会感到脑子振荡，就是依靠脊椎骨之间的"弹簧"抵消了振动。

◀ 脊柱由形态特殊的椎骨和椎间盘连接而成，位于背部正中，上连颅骨，中部与肋骨相连，下端和髋骨组成骨盆。

脊柱

🦴 颈椎 >>>

颈椎位于人体头部、胸部与上肢之间，是脊柱椎骨中体积最小，但灵活性最大、活动频率最高、负重较大的节段，由于承受各种负荷、劳损，甚至外伤，所以极易发生病变。

🐝 note 知识小笔记

骶骨位于骨盆的后壁，上面与第 5 腰椎相连，下与尾骨相连。

🦴 腰椎 >>>

人体有 5 节腰椎，每节腰椎由前方的椎体和后方的附件组成。当椎体承受负载时，腰椎可以缓冲压力，在行走、弹跳、跑步时防止震荡颅脑，同时还能使脊柱有最大的活动度，使人能进行腰部的各种活动。

➤ 人在承受很大压力时，腰椎可以缓冲压力，但如果负重过大，就会造成纤维环破裂，导致腰椎方面的疾病。

➤ 脊柱是人体重要的支柱，不论在你行走、跑步或者玩耍时，它都会支撑着你的身体。

🦴 尾骨 >>>

尾骨呈三角形，由 3~5 块尾椎接合而成，是人类进化后消失的"尾巴"所残留的部分。尾骨表面上看很不起眼，但却非常重要。

Backbone

The Body Of Bone And Muscle

骨头断裂——骨折

No.040

不慎摔倒引起骨折时,骨头内的骨细胞会迅速填充骨折部位,修复断裂处。当医生经 X 线检查确认已经骨折后,会对患者伤处进行复位,然后用绷带或石膏固定伤处,通常过几个月后骨头断裂处就会愈合。

当你由于不小心而造成骨折时,骨折部位会特别疼痛。由于骨细胞会对断裂处进行修复,所以轻微的骨折会很快康复。

🐾骨折分类 >>>

虽然大腿骨等骨骼十分坚硬,但是它们也会折断,引起骨折。根据骨折是否和外界相通,可分为闭合性骨折和开放性骨折两大类。

骨头断裂

🐾闭合性骨折 >>>

闭合性骨折指骨折的部位并没有与人体外部接触,也叫简单骨折。大部分采用保守的外部固定治疗就可以逐渐愈合,这类骨折受感染的机会很小。

↑骨头愈合

开放性骨折 ⟩⟩⟩

开放性骨折是说骨折的部位碰触到体外，也叫复杂性骨折。因为接触到皮肤上和环境中的细菌，一般都需要抗生素治疗。

颌骨骨折 ⟩⟩⟩

颌骨骨折是由外伤引起的颌骨断裂，一般发生在下颌骨，会引起面部畸形和正常咀嚼功能的丧失。颌骨骨折包括上颌骨骨折和下颌骨骨折，根据致伤原因，又可分为火器性损伤和非火器性损伤两大类。

note 知识小笔记

自20世纪80年代初起，针灸已较广泛地应用于骨折。但只适用于闭合性骨折。

↑针灸是把毫针按一定穴位刺入患者体内，运用捻转与提插等针刺手法来治疗疾病。

伤筋动骨一百天 ⟩⟩⟩

有句话叫"伤筋动骨一百天"，说的就是骨折之后恢复的时间比较长。骨折的病人在较长的恢复期间，要注意饮食上的调养，病人可多吃高营养食物和含钙、锰、铁等微量元素的食物。

↑骨折复位固定后，就要尽早进行正确的运动，这样关节才不会僵硬。如果一直不运动，等骨折长好后相应关节也僵直了。

Bone Fracture

The Body Of Bone And Muscle

骨骼灵活所在——关节与运动

No.041

无论你是在行走,还是转动脑袋,或者是拿起一支笔,都需要运用关节,我们身体的所有运动都离不开关节的作用,它将骨与骨紧密地连接起来,这些相连的部分就会形成关节。

什么是关节 >>>

一块完整的骨头很坚硬,它不能自由地弯曲,但是在不同的骨头之间有一个连接点,这个连接点具有一定的活动能力,这里就是我们所说的关节,比如你弯曲自己的大拇指,就会看到位于两个指节之间的关节。

● 后十字韧带

● 内侧半月板

● 外侧半月板

● 前十字韧带

▲ 膝关节是人体最大且构造最复杂的关节

灵活的关节 >>>

人体最灵活的关节是肩关节,可做屈伸运动,收、展运动,旋内、旋外和环转运动。人手借肩关节的灵活运动可触到体表的任何部位。

膝关节 >>>

膝关节是人体内最容易受损伤的关节，和肘关节不太一样，在膝关节外边还有一块膝盖骨，这块膝盖骨只允许小腿向后弯曲，并且能够保护膝关节，使我们向前踢足球的时候不至于弄伤膝关节。

note 知识小笔记

关节和身体其他部位一样，愈用愈灵活，不用则会退化。跆拳道类的运动可以扩展关节的活动范围，保持身体的灵活度。

- 肌肉
- 大腿骨
- 脂肪组织
- 软骨有缓解压力的作用，保护软骨下的骨骼不受破坏
- 关节中狭窄的缝隙里有一层薄薄的润滑液，可用来保护骨头不致因摩擦而受损
- 胫骨
- 腓骨

关节疾病 >>>

现代医学研究发现，各类骨关节疾病，如退行性关节炎、肩周炎、骨质增生等，病根就在于软骨等"关节保护系统"对关节保护能力的丧失。

Joint and Motion

The Body Of Bone And Muscle

运动的力量——结实的肌肉

No.042

你 可以挑动自己的眉毛，或者弯曲自己的手臂，这些动作都需要肌肉才能完成，我们身体里每一个动作的力量都来自肌肉，肌肉使我们能够奔跑、跳跃和说话，事实上，肌肉如果发挥出最大的威力，一定会让你大吃一惊。

肌肉内部构造

如果我们像一个细胞那么小，能够随意进入人的身体，那么当我们来到肌肉群中时，就会发现肌肉是由一道道钢缆一样的肌纤维捆扎起来的。这些钢缆组合成较粗较长的缆绳群组，当肌肉用力时，它们就像弹簧一样一张一缩。

● 骨骼肌

● 平滑肌

● 心肌

在大脑的支配下，肌肉协助骨骼和关节帮助我们完成各种动作。

需要能量

一块肌肉就像一台发动机。它收缩时要消耗能量，释放热量和排泄废物。它从血液中吸取需要的两种物质：葡萄糖和氧气。葡萄糖是肌肉的燃料，氧气助燃以产生能量。肌肉也排泄废气，就是二氧化碳。

🐾 肌肉类型 〉〉〉

　　肌肉可分为骨骼肌、平滑肌和心肌三种类型。骨骼肌连接着骨头，它的收缩能够带动有关的骨骼一起运动；平滑肌能自主地、有节律地收缩，帮助食物消化；心肌不停息地规律性收缩，支配血液循环。

● 肌肉痉挛

● 走路或跑步时，臀大肌使臀部维持直立

🐾 最大和最小的肌肉 〉〉〉

　　肌肉占人体重量的 1/3 以上，其中绝大多数是骨骼肌，主要分布在全身各处的骨骼上。最大的肌肉是臀部和大腿根上的臀肌。最小的肌肉附着在耳朵里小骨头上，其长度不到 1.2 毫米。

◀ 人的面部肌肉很多，因此可以做出各种丰富的表情。

🐾 做鬼脸 〉〉〉

　　有些肌肉不能使骨头活动，比如你脸上的肌肉。我们的面部有 40 多块肌肉，因此我们能够做出各种面部动作，比如吐舌头、转动眼睛、动一动嘴唇和拉一拉自己的脸等，这些都需要肌肉才能办到。

note 知识小笔记

　　肌肉和骨骼、关节一起构成人体的运动系统。如果没有肌肉，人就无法行动。

Powerful Muscle

The Body Of Bone And Muscle

强壮身体——锻炼肌肉

No.043

你 发现没有？通过经常锻炼与练习，能够增强肌肉的力量。有些奥林匹克运动员非常强壮，甚至能将多于自身体重 3 倍的重量举过头顶。但是，锻炼肌肉要科学，比如不能刚吃完饭就锻炼，否则肌肉就会产生痉挛。

力气变大 〉〉〉

经常锻炼的人会有一身发达的肌肉，力量也会变大，这是因为人体的肌纤维是有弹性的，在锻炼中被适度拉长后，反射回来的收缩力将增强。

肌肉痉挛 〉〉〉

有时候，你的肌肉会不听使唤，变得又硬又僵，于是你就感到疼痛，这就是肌肉痉挛，这个时候你需要揉搓痉挛的肌肉，使它放松下来。如果肌肉工作太累，也可能产生痉挛。

▶锻炼还能使肌纤维变粗，肌肉"能源"的储量就会增加，力气自然就变大了。

▶夏天游泳水温较低时，就容易引起肌肉痉挛。

肌肉拉伤 >>>

我们的肌肉只能拉伸到有限的长度，如果你用力过猛，就有可能拉伤肌肉，这个时候肌肉就会感到疼痛，你不得不休息，来使自己的肌肉得到恢复。

🔸因为肌肉是随着孩子的成长，孩子的力气会变得越来越大，这是因为肌肉也在成长，它能够承受的力量也越来越大，所以力气就会变大。

为什么会酸痛 >>>

肌肉需要从你的血液中获取氧与食物能量以保持正常工作。当我们剧烈运动以后，就会觉得肌肉酸痛，这是因为我们的肌肉得不到足够的氧气，因此在肌肉里产生了乳酸，正是这些乳酸的刺激，使我们觉得酸痛。

note 知识小笔记

工作效率最高的肌肉是眼睑里的肌肉，它使你每天约眨眼 2 万次。

🔸通过一定时间的锻炼，肌肉就可以变得很发达。

更具耐力 >>>

大块的肌肉一定好吗？当然不是。因为毛细血管负责携带红血球流经肌肉，当肌肉剧烈收缩时，毛细血管遭到挤压，肌肉会开始缺氧。肌肉较小的人施力较小，对毛细血管的挤压会比较轻，所以肌肉更具有耐力。

Build Muscle

The Body Of Bone And Muscle

最灵活的部位——灵巧的手

骨肉之躯

最灵活的部位——灵巧的手

人 手是人体上最灵活、触觉最敏感的运动器官。我们能够写字、画画、运用电脑和制造各种工具，这些都需要一双灵巧的手，当然这一切都是在神经系统的支配下完成的。

▲灵巧的双手可以帮助我们完成生活中的各种动作

手的运动 >>>

手主要由血液、神经、肌肉、骨架等所组成，血液提供手部营养，神经传导讯号给肌肉，再由肌肉的收缩带动骨架，而完成手部的动作。手会在大脑有意识的支配下，做出各种各样的动作。

▸手由手心、手背、五指、手掌和手腕组成。

很多动作 >>>

手是人体中最灵巧的部位，例如在 1 秒钟内，我们的手掌可以快速翻动好多次。

▲同样也是在 1 秒钟内，一流的钢琴家能用手指敲击琴键数十次。

▶ 五指长、短、粗、细有序，中指最长，两边分别是食指、无名指、大拇指、小拇指。

🖐手影游戏 ▶▶▶

你玩过手影游戏吗？在灯光下，我们用两只手摆出一定的造型，墙上就会出现各种物体的形像，这就是手影。

▶ 指头的每个指尖部都有细细的纹路，或圆形围绕，或开放式排列，这就是指纹。

🖐手脑的关系 ▶▶▶

手指是全身最敏感的部位之一。在一块比 1 枚硬币还小的面积上，聚集着千千万万个神经细胞，它们能分辨所接触物体的冷热软硬和大小形状，其敏感程度比其他部位要高出 1 倍多。

📝 知识小笔记

每个人的指纹都是独特的，世界上没有两个同样的指纹，因此警察经常利用留在物品上的指纹来破案。

特殊的"皮肤"——毛发和指甲

骨肉之躯

特殊的「皮肤」——毛发和指甲

毛 发和指甲是人类和大猩猩的相似之处。和头上的头发一样，细小的毛发遍布人的全身。这些毛发就像动物的毛皮，只是更短、更细小。人类的指甲也以动物脚爪相同的方式生长，只是形状不同。

多毛的人体 >>>

我们身体上大约有 500 万根毛，其中约 10 万根长在头部。毛发是从你皮肤的毛囊里长出来的。细胞在毛发的基部分解，然后通过毛囊将毛发顶出来。毛发是由死亡的细胞构成的，里面是蛋白，即角蛋白。

世界上有不同的人种，他们不仅皮肤的颜色不同，头发的颜色也不一样。

毛发的作用 >>>

人类祖先主要靠毛发保暖，我们靠衣服保暖。毛发还有其他功能。头上的毛发保护我们的头部免受日晒，眼睫毛可以避免汗水滴进眼睛里。另外，毛发还可以防止污物或灰尘进入皮肤。

坚硬的指甲 >>>

就像皮肤和毛发一样，指甲也是由角蛋白形成的，因此非常坚硬。指甲是从指甲根里长出来的，像毛发一样，它本身是没有生命的，所以，当我们剪指甲时不会感到疼痛。

→手指甲能保护手指，每周长 0.05 厘米，是脚趾甲生长速度的 4 倍。

note 知识小笔记

人有 10 万 ~ 20 万根头发，男人一生中剃掉的头发有 9 ~ 10 米长。

● 指甲

头发的力量 >>>

头发的力量非常强大，曾经有人做过一个试验，一根头发能撑住 170 克重量，相当于一个大苹果的重量。据估计，一根用 100 根头发拧成的绳子能吊起一个正常体重的成年男子。

Hair and Nails

The Body Of Bone And Muscle

行走的力量——勤劳的脚

No.046

"**千**里之行，始于足下"。我们每天都在使用双脚。在很久以前人类的双脚和双手差不多，经过几百万年的进化，如今我们的双脚担负着行走和支撑身体重量的重任。

保持平衡 >>>

我们的每一只脚都是由 26 块骨头组成的，其上附着了 107 条韧带和 19 条肌肉，以及大量的神经和血管等，这些不同的组织合理地分布着，使我们能在站立的时候保持平衡。

● 有了双脚，我们的行动才变得自由起来，我们可以去散步，还可以小跑或者进行其他运动

人一生大约走多远 >>>

如果我们每天走大约 3 千米的路程，那么我们一生所走的路程就要比地球的赤道周长还要长，由此可见，脚对我们有多么重要。

↟ 脚带动身体向前移动，走路时一般先迈左腿，然后右腿跟着左腿做有规律的前后交叉运动。

🎯 歪曲的路线 ▶▶▶

在一个空旷的地方画一道直线，试着闭上眼睛，看看你能不能沿着这条直线一直走下去，事实上在这种情况下，几乎没有人能这么做，这是因为我们左脚和右脚蹬地的力量大小是不一样的，这样就改变了行走方向。

📝 知识小笔记

据世界卫生组织的调查，一个人一生大约要步行42万千米，相当于绕地球10周。

🎯 在比赛中 ▶▶▶

在体育比赛中，很多项目是腿脚力量的较量，如骑自行车、跳高、跳远和登山等。尤其是踢足球，不仅需要力量，还需要技巧。据估计，球员在一场足球赛中，每只脚累计的承受量超过1 000吨。

🔸 双脚在体育比赛中的许多项目都非常重要，尤其踢足球，双脚发力起步多达万次。

🎯 散步 ▶▶▶

"饭后走一走，能活九十九"说明了散步对健康的重要性。人们通过散步，可以适当促动人体的心血管系统、呼吸系统和运动系统，从而促进机体的新陈代谢，达到缓解疲劳的目的。

🔸 生命在于运动，有了勤劳的双脚，我们可以每天早晚去锻炼，做各类运动，以强身健体。

The Body Of Bone And Muscle

Foot

重要的腺体

　　腺体指动物机体能够产生特殊物质的组织，这种物质主要为激素（荷尔蒙），激素通过血液输送到体内或外分泌腺，它们在血液中循环，以确保我们的机体正常运作。如果没有了分泌激素的腺体，各器官的运行就会像一支没有将军的军队一样乱了套。

调节系统——内分泌系统

No.047

大脑从总体上控制着人的身体。它使用两套不同的系统向身体传递信息——神经系统和内分泌系统。内分泌系统是机体的重要调节系统，它与神经系统相辅相成，共同调节机体的生长发育和各种代谢，维持体内环境的稳定，并影响行为和控制生殖等。

什么是内分泌系统

内分泌系统是指一群特殊化的细胞组成的内分泌腺。它们包括垂体、甲状腺、甲状旁腺、肾上腺、性腺、胰岛、胸腺及松果体等。这些腺体分泌高效能的有机化学物质——激素，经过血液循环而传递化学信息到各个器官，起到兴奋或抑制作用。

内分泌中心

在人的大脑底部，有一颗像豌豆那样大小的腺体——脑垂体，重量只有 0.5~1 克，约为人体的 1/5 000，但它却是人体内分泌的中心，负责分泌生长激素和一些其他激素。

▲ 人体内分泌系统

▲ 内分泌系统与神经系统相互合作，调节人体的生长发育，并影响人的行为。

内分泌失调

任何一种内分泌细胞的功能失常，都会导致一种激素分泌过多或缺乏，从而引起各种疾病，使身体不能进行正常的生长、发育、生殖，不能进行正常的新陈代谢活动。

胰

胰又称"胰腺"，胰腺是一个细细的三角状的腺体，长约 1.5 厘米，淡红色。它能分泌胰岛素和高血糖素等，有调节糖代谢的作用。胰岛素是在细胞团里产生的，这种细胞团称为"胰岛"。

人体的内分泌会随年龄的增长而失调，导致主神经功能紊乱，出现头昏、头疼和多梦现象，要及时诊治。

● 胰导管

● 胰腺组织

● 胰腺尾部延伸至脾脏处

● 胰腺的主体部分，位于胃的正后部

● 胰腺头部位于十二指肠弯曲所形成的凹处

知识小笔记

在人体的胰腺中，大约有 100 万个胰岛，胰岛也产生消化液。

The Important Gland

Endocrine system

化学信息——激素

No.048

人为什么会长高？为什么会紧张？这是因为我们身体里有激素的原因。身体里的激素由特定的细胞产生，并具有不同的作用，对我们的身体来说，它们非常重要，无论是缺少了激素，还是增加了激素，都不是一个好消息。

什么是激素

激素也称为"荷尔蒙"，它是由我们身体中许多内分泌腺制造出来的。人体内的激素有20多种，每一种激素都会影响其他的身体部位。例如肾上腺素，它来自肾上腺，使你的心脏跳动，并在紧急情况时做好反应的准备。

↑ 显微镜下的激素细胞

激素的作用

你知道吗？受到激素影响的器官称为"靶器官"。激素能够调节靶器官的生理过程节奏，可以将其打开或者关闭。人体各种激素对身体不同部位起着不同的作用。比如，甲状腺激素分泌过多就会出现甲亢，垂体产生激素过少，就会出现侏儒症。

◀ 甲亢患者，症状之一为眼突。

生长激素

生长激素是促进生长发育最主要的激素，它能刺激长骨端部的软骨细胞分化、增殖，使长骨生长，个子慢慢长高。据说 20 世纪世界上最高的人是美国的罗伯特·万德路，到 1940 年去世时，他身高达 2.72 米。

●右肾上腺   ●左肾上腺

→侏儒症患者

性激素

男性的睾丸、女性的卵巢是产生性激素的性腺。男性的睾丸产生的是睾酮；女性的卵巢产生的是雌激素和黄体酮。性激素在青春期非常重要，有利于生殖器官的发育和青春期人体的变化，如嗓音变化等。

胰岛素

胰岛素是胰腺分泌的蛋白质激素，它能够降低血液中糖的浓度，并促使这些糖转变为其他有机物。胰岛素缺乏时，糖不能被贮存利用，不仅引起糖尿病，还可能引起脂肪代谢紊乱，出现血脂升高，动脉硬化，引起心血管系统发生严重病变。

note 知识小笔记

缺乏胰岛素，我们身体中血糖含量就会增高，从而导致糖尿病。

Hormone

The Important Gland

产生激素的腺体——内分泌腺

No.049

产生激素的腺体就是内分泌腺。内分泌腺是人体内一些无输出导管的腺体，其分泌物均由腺细胞释放，并渗入血液或淋巴，以此来传遍全身，对机体各器官的生长发育、机能活动、新陈代谢起着十分复杂和重要的调节作用。

分散到各处

人体内有许多内分泌腺分散到各处。有些内分泌腺单独组成一个器官，如脑垂体、甲状腺、胸腺、松果体和肾上腺等。另一些内分泌腺存在于其他器官内，如胰腺内的胰岛、卵巢内的黄体等。

知识小笔记

内分泌腺的结构特点是腺细胞排列成索状、团状或围成泡状，没有排送分泌物的导管，但是毛细血管丰富。

主要的内分泌腺

人体的内分泌腺主要有垂体、甲状腺、甲状旁腺、胰腺、肾上腺、胸腺和性腺。此外，松果体和分布于胃肠道黏膜中的内分泌细胞，以及下丘脑的某些神经细胞，也具有内分泌的功能。

● 之所以说胰腺是人体最重要的器官之一，因为它是一个兼有内、外分泌功能的腺体，它的生理作用和病理变化都与生命息息相关

胸腺 >>>

　　胸腺是一个淋巴器官兼有内分泌功能。胸腺恰好在我们心脏的前面。在和疾病做斗争中，它非常重要，因为它能使白细胞辨认出入侵的细菌，并帮助它消灭细菌。

胸腺小体
被膜
皮层
髓质
小叶间隔
胸腺小叶

　　胸腺位于胸骨后面，紧靠心脏，呈灰赤色，扁平椭圆形，分左、右两叶，由淋巴组织构成。青春期前发育良好，青春期后逐渐退化，为脂肪组织所代替。

扁桃腺 >>>

　　咽喉是通往身体内部的大门，在这里有两个扁圆形的腺体，它们就是扁桃腺。扁桃腺发炎有时会连带发生别的疾病，所以我们要注意对它的保护。要经常锻炼身体，增强身体的抵抗力，尽量避免过度疲劳，留心气候变化，并随时添减衣服。

垂体
甲状腺
胸腺
肾上腺
胰岛
卵巢
睾丸

Endocrine Gland

The Important Gland

"灵魂所在之地"——松果体

No. 050

在 我们头部正中的深处，有一个豌豆大小的东西，形状很像松子，所以它被称为松果体。长期以来，人们一直搞不清这个小不点儿的腺体究竟有什么作用，所以就笼统地称它为"灵魂所在之地"。

第三只眼

在 20 世纪初，瑞典科学家发现动物的松果体内，竟然具有对光敏感的结构，于是，人们称松果体为"第三只眼"，现在科学家已经知道，松果体分泌出的激素能影响人体的许多功能。

松果体

◀ 从这张人的头部解剖模型图中，我们可以看到，松果体在人的大脑中只占了很小的一部分，如果不仔细辨认就无法看见。

奇怪的脑砂

松果体有改变肤色、调节体温、影响生殖等功能。令人惊奇的是，松果体有一些含钙、镁、磷、铁的晶体颗粒，这些有机质被称为"脑砂"。但这些奇怪的脑砂起什么作用，至今尚不清楚。

褪黑激素

　　松果体是一个活跃的内分泌器官，主要分泌褪黑激素。褪黑激素是松果体的特殊激素，它在松果体细胞内合成并释放，能抑制腺垂体促性腺激素的释放，可以防止性早熟。如果在儿童时期松果体遭到破坏，就会出现性早熟。

　　◀ 一般来说，松果体长5～8毫米，宽3～5毫米，厚约0.4厘米，重约200毫克，形似松果。松果体在儿童时期较发达，一般7岁后逐渐萎缩，成年后不断有钙盐沉着。

note 知识小笔记

　　脑砂位于松果体内，是松果体细胞分泌物钙化而成的同心圆结构。

▶ 老年人睡眠少的原因，就是褪黑激素分泌不足造成的。

调拨"生物钟"

　　松果体是人体"生物钟"的调控中心。如人类的睡眠与觉醒、月经周期中的排卵以及青春期的到来。科学家发现，人体的情绪"生物钟"为28天，体力"生物钟"为23天，这两大生物钟的调拨也是由松果体来执行的。

　　▶ 人的松果体位于大脑中心丘脑右后方，属于脑的一部分，但却没有脑细胞，古希腊人称它是"灵魂的化身""智慧的结晶"。

The Important Gland · Pineal Gland

最重要的腺——垂体

No.051

垂体是人体最重要的内分泌腺，分前叶和后叶两部分。它分泌多种激素，如生长激素、催产素等，还能够贮藏下丘脑分泌的抗利尿激素。这些激素对代谢、生长、发育和生殖等有重要作用。

最主要的腺

人的脑垂体大约有一颗豌豆大小，它依靠一根短垂体柄倒挂在颅底，是我们体内最主要的内分泌腺。它所产生的 11 种激素中有 5 种用来控制其他腺的活动。大脑垂体腺又由位于颅底的下丘脑控制。

知识小笔记

腺垂体细胞分泌的激素主要有 7 种：生长激素、催乳素、促甲状腺激素、促性腺激素（黄体生成素和卵泡刺激素）、促肾上腺皮质激素和黑色细胞刺激素。

脑垂体

脑垂体分泌多种激素，影响人体的生长和发育。

长得更快

脑垂体腺产生控制生长的激素。人体在夜间长得更快，因为在睡觉的时候，血液中释放出更多的激素。如果体内产生过多的生长素，那么这个人就会长得比一般人高。

侏儒症和巨人症

脑垂体和人体身高关系最大，如果一个人在幼年时期，生长激素分泌太少，就会使长骨的生长中断，形成侏儒症；如果生长激素过剩，就会使全身长骨发育过盛，形成巨人症。

侏儒又称矮小症，通常身高比正常人低 30%。

肢端肥大症是一种内分泌及代谢性疾病。由于生长激素生产过量，导致患者体型肥大，生理功能异常。此病通常在中年时发病，若在发育前发病，则会不断长高，令患者患上巨人症。

病变

垂体产生生长激素过少，就会出现侏儒症，到成人时身高不足 130 厘米。如垂体功能低下，就会影响甲状腺、性腺、肾上腺，出现生长发育受阻，体力差，智力差。

脑垂体的故事

在古代欧洲人的眼里，脑垂体仅仅是一个过滤装置，把大脑产生的水分和废物经过它再排进鼻腔，因此人们给它起名叫脑垂体，拉丁文意思是"黏泥"。直到 1840 年以后，这个被长期误解的腺体才被真正认识。

最大的腺——甲状腺

No.052

甲状腺虽然只有 20 ~ 25 克重,但却是内分泌腺家族中最大的成员。它位于气管上端的两侧,呈"H"形。甲状腺的主要功能是促进代谢过程,使人体正常生长和发育,提高神经系统的兴奋性。

甲状腺激素

甲状腺激素就是由我们喉咙前方的甲状腺产生的,它有很多作用,比如加快新陈代谢、促使身体发育、提高神经兴奋等,如果甲状腺激素缺乏或过多,都会对身体造成伤害。

note 知识小笔记

儿童在生长时期甲状腺功能减退就会患呆小症,主要症状为发育不全,智力迟钝,身体矮小。

组成

甲状腺由许多大小不等的滤泡组成。滤泡壁为单层立方上皮细胞,它们是腺体的分泌细胞。泡腔有胶状物,为腺体细胞分泌的贮存物。滤泡之间有丰富的毛细血管和少量结缔组织。

- 甲状软骨
- 甲状腺
- 颈动脉
- 甲状腺
- 颈静脉

▲ 甲状腺示意图

1656 年，欧洲学者托马斯和沃顿发现人的喉头处有一个很像"H"形的腺体，两边各有一个腺叶，这就是甲状腺。

甲状旁腺

上甲状旁腺

甲状腺叶

喉神经

下甲状旁腺

静脉血管

动脉血管

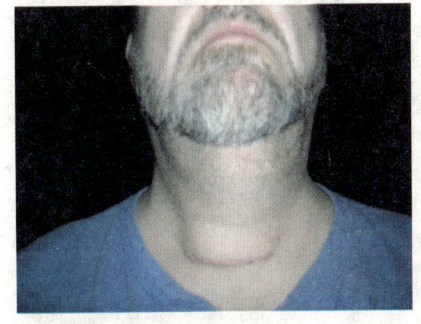

▶甲状腺及甲状旁腺

甲状旁腺

甲状腺

甲状旁腺

在甲状腺附近，有一些很小的内分泌腺体，这就是甲状旁腺。大多数人是 4 个甲状旁腺，总重量约 100 毫克。甲状旁腺素的正常分泌可以使血液中钙与磷保持适宜的比例。

◀甲状腺激素产生过少就会患大脖子病

特殊的本领

甲状腺有一项特殊的本领，就是把全身大多数的碘集中起来，加上蛋白质，制造成甲状腺素。这种物质能促进人体生长发育和新陈代谢，使人体保持正常的生活能力和抵抗力。

Thyroid

The Important Gland

重要的腺体

肾脏的「帽子」——肾上腺

肾脏的"帽子"——肾上腺

No.053

在 人的左右肾脏上，有两个像帽子一样地盖着的内分泌腺体，这就是肾上腺。它们的主要功能是调节人体代谢、维持血压。

皮质和髓质

肾上腺在肾脏上方左右各一。肾上腺分为皮质和髓质两部分，周围部分是皮质，占大部分；内部是髓质，占小部分。皮质和髓质在发生、结构与功能上均不相同，实际上是两种内分泌腺。

知识小笔记

大多数激素连续数小时或数日缓慢地工作，但肾上腺素每秒钟都在活动。

肾上腺

左肾

肾上腺

右肾

肾静脉

腹主动脉

肾动脉

下腔静脉

↑ 肾上腺结构示意图

功能

肾上腺皮质分泌的性激素可促进性成熟；肾上腺髓质分泌两种激素：肾上腺素和去甲肾上腺素，肾上腺髓质最重要的作用，是在紧急情况时，通过交感神经为机体创造逃走或准备斗争的体内条件。

肾上腺素

肾上腺可以制造肾上腺激素，它可以使你的心脏跳动，当我们遇到紧急情况的时候，身体中的肾上腺激素就会增加，使心跳加快。

> 肥胖症分为两类：单纯性肥胖与继发性肥胖。单纯性肥胖多见于儿童，一般无明显症状，有饮食与遗传因素。而导致继发性肥胖主要有三点：下丘脑病变所致的肥胖；肾上腺皮质功能亢进所引起的肥胖症；甲状腺功能减退所引起的肥胖。

柯兴氏综合征

肾上腺皮质功能增强时类固醇分泌过多，会引起向心性肥胖、满月脸、皮肤痤疮及紫纹，还有高血压等，这就是柯兴氏综合征。

> 肾上腺素能使心肌收缩力加强、兴奋性增高，传导加速，心输出量增多。利用其兴奋心脏收缩血管及松弛支气管平滑肌等作用，可以缓解心跳微弱、血压下降、呼吸困难等症状。

每秒钟都在活动

当我们感到恐惧时，肾上腺素就从肾上腺流入血液，使我们的心与肺工作得更快，为我们的肌肉提供更多的能量，为一些紧急事件做好准备。

Adrenal

The Important Gland

营养魔法师

如果人体是一台机器，食物就是保证这台精密机器正常运转的动力。从有能量的食物，到最终废物的产生，是一个完整的能量转换，这个转换过程主要依赖于消化系统。消化系统会把我们吃进嘴里的食物通过磨碎、分解、消化和吸收，供给机体能量和营养。

营养汲取器——消化系统

No.054

生命离不开饮食营养,饮食离不开消化,每天我们都在摄取各种有能量的物质,也在不断地排出体内的垃圾废物,完成周而复始的新陈代谢。消化与吸收是人体补充能量的过程,同时也是完成身体内外平衡的过程。

消化和吸收 >>>

食物在消化管内被分解成结构简单、可被吸收的小分子物质的过程就称为消化。这种小分子物质透过消化管黏膜上皮细胞进入血液和淋巴液的过程就是吸收。对于没被吸收的残渣部分,消化系统会通过大肠以粪便形式排出体外。

▶人必须依靠食物来获得能量,完成本身对能量的需求和与外界活动所需要的能量。

直接吸收 >>>

食物中的营养物质除维生素、水和无机盐可以被直接吸收利用外,蛋白质、脂肪和糖类等物质都不能被直接吸收,它们需要在消化系统内被分解为结构简单的小分子物质,才能被吸收利用。

● 肝脏脏

● 胃

● 胰腺脏

● 胆囊脏

● 大肠脏

● 阑尾脏

● 小肠脏

● 直肠脏

🎐 组成部分 >>>

　　消化系统像一个食品加工厂，有序地补充着生命体的能量需求。它由消化道和消化腺两部分组成。人体摄取的能量物质，经过消化道和消化腺后变成了自己本身的能量。

> **note 知识小笔记**
>
> 　　人体有 5 个消化腺：
> 唾液腺、胃腺、肝脏、胰脏、肠腺。

　　食物团经咽、食管进入胃。经胃壁肌肉机械性地运动和胃液的化学性消化后，变成了半流质状的食糜，经幽门将食物推向十二指肠。

🎐 消化道 >>>

　　消化道是一条起自口腔延续为咽、食道、胃、大肠、小肠，终于肛门的很长的肌性管道。包括口腔、咽、食管、胃、小肠（十二指肠、空肠、回肠）和大肠（盲肠、结肠、直肠）等。

胃液
胃
胆囊
胆汁
胰液
胰腺
钙
铁
双糖
脂溶性维生素
氨基酸
甘油脂肪酸
脂溶性维生素
各种维生素

The Magic Of Nutrition

Digestive System

口腔中的白色钻石——牙齿

No.055

牙齿是人体最坚硬的组织,位于口腔内。牙齿能切割和磨碎食物,使食物更容易消化,如果没有牙齿,我们消化一块面包的时间就要延长到一天,由此可见,健康有力的牙齿对我们的健康是多么的重要。

- 门牙
- 犬牙
- 前白齿
- 后白齿
- 舌

牙齿的类型 >>>

牙齿有三类:门牙、犬牙和白齿。门牙是最醒目的牙齿,长在口腔的正前面,在一排牙齿的中心,它具有切割力,能把食物切断;门牙两边有一对尖利的牙齿,就是犬牙。犬牙用来撕裂柔韧性很强的食物;白齿在口腔的最里面。大多数成人有 28 颗牙齿,有些人长出智齿后,总共 32 颗。

note 知识小笔记

智齿俗称智慧齿,是口腔中最靠近喉咙的牙齿,如果全部生长出来一共有 4 颗。

🦷 蛀牙 >>>

当食物的残渣长时间粘在牙齿上时，里面的病菌就会对食物残渣进行分解，产生出酸性物质，慢慢地把牙齿腐蚀出一个个小洞，就形成了蛀牙。

▲ 勤刷牙可以预防口腔疾病的发生

● 牙釉质
● 牙本质
● 牙髓

🦷 牙齿的构造 >>>

牙齿由牙釉质、牙本质和牙骨质三层硬组织以及最里面的牙髓软组织构成。表层是牙釉质，是人体最坚硬的物质。牙的中央有牙髓腔，腔内充满牙髓，并有丰富的血管和神经。

🦷 牙痛 >>>

牙齿虽然很坚硬，但也会被一些腐蚀性物质腐蚀，当牙齿的珐琅质被腐蚀以后，内部的牙髓就暴露出来，当牙髓上的神经受到刺激的时候，就会牙疼，所以平时要注意保护牙齿。

🦷 乳牙和恒牙 >>>

人的一生中，共有两副牙齿：乳牙和恒牙。乳牙是在出生半岁左右萌出，两岁半后出齐，20 颗左右；到 7 岁以后，乳牙逐渐脱落，被恒牙所代替。

Tooth

The Magic Of Nutrition

健康卫士——神奇的唾液

在 我们进食的时候，唾液就随之被分泌出来，有了它的参与，食物被湿润变软，更容易被消化。即使在平时，口腔也少不了唾液的润滑，如果没有唾液，口干舌燥的嘴巴不仅无法吞咽食物，就连说话都会有困难。

唾液的成分 >>>

唾液看上去没有颜色，也没有气味，但它里面含有淀粉酶、蛋白质和无机盐等各种物质。淀粉酶是一种消化酶，具有把淀粉分解成糖分的作用。

note 知识小笔记

人体有 3 对能分泌唾液的腺体：腮腺、颌下腺和舌下腺。

▶唾液帮助消化食物

流口水 >>>

当你突然闻到美味佳肴的香味，或者想起喜欢吃的食物，嘴里就会自然地分泌出一股股唾液，这就是我们常说的口水。另外，当口腔卫生不良或者患其他疾病时，睡眠时也会流口水。

一千克唾液 >>>

一个人每天要分泌 1 千克的唾液，而在吃饭的时候分泌的唾液要比平时多，这 1 千克唾液大部分会被我们咽到肚子里，只有很少一部分会被消耗掉。

腮腺

牙

舌

颌下腺

舌下腺

唾液分泌示意图

食物被送进嘴里，牙齿把食物切成小块，在咀嚼过程中，腺体分泌唾液，把食物团成糜状并进行初步消化。

唾液腺 >>>

唾液主要由唾液腺分泌。人体有多个唾液腺，小唾液腺分布在口腔各部黏膜中，有唇、颊、舌、腭四种腺体，大唾液腺有腮腺、舌下腺和下颌下腺。

腮腺炎 >>>

当腮腺受腮腺炎病毒感染时可引起腮腺炎，患者腮腺肿胀、疼痛，唾液分泌减少。这种病容易传染，主要由患者唾液飞沫传播。

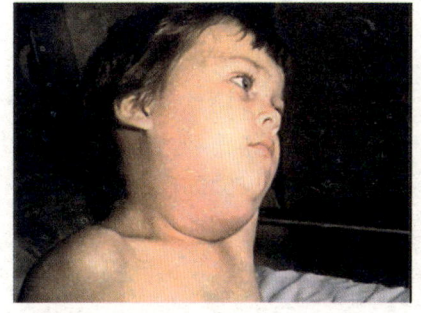

腮腺炎患者

Amazing Saliva

The Magic Of Nutrition

饮食的"第一通道"——食道

No.057

食道是人们饮食的"第一通道",它没有显赫的位置,也没有多大的分量,结构也不十分复杂,却担负着输送食物、水分的重要任务,它从不懈怠,从不疲倦,总是默默无闻地工作着。

什么是食管 >>>

食道就是将食物送入胃中的管道。它是由一条肌肉组成,连接咽喉和胃。食道本身并没有任何的消化作用,其主要功能只是将食物从咽喉传送到胃中。

note 知识小笔记

据粗略计算,人一生中至少要有 20 多吨食物、饮料,通过这条约 40 厘米的管道被送进胃中。

硬腭
唇
牙
舌
软腭
扁桃体
咽喉
会厌
食道

▲ 口腔解剖图

推入胃中 >>>

当食物到了食道,食道就像蠕虫那样缓慢蠕动起来,把食物朝胃部方向推进,所以,即使躺着喝水和吃东西,也一样可以把食物送到胃里。

反射活动——咀嚼与吞咽

No. 058

当 我们吃食物的时候,食物被嚼碎以后,自然就会吞咽下去,这个行为不受大脑控制,而只接受来自食物和水的刺激。

咀嚼 >>>

咀嚼是咀嚼肌群依次收缩所组成的复杂的反射性活动。咀嚼肌的收缩使下颌向上下、左右及前方运动,这样,上下牙相互接触,将大块的食物切割、磨碎。

知识小笔记

吞咽不是一个随意活动,而是一种反射,必须有特定的刺激才能引起。

当你在吞咽食物时,如果不小心,就可能误入气管,你就会被噎住。这是因为食道与气管在喉咙里紧密相连,虽然有一个"盖"(会厌软骨)覆盖在器官上,但有时难免会走错道。

吞咽 >>>

吞咽是指食物经咀嚼而形成的食团由口腔运送入胃的整个过程。吞咽是一系列连续的反射动作,是由于食团相继刺激了软腭、咽部和食道等处的感受器,传入冲动通过延髓中枢,再向咽、喉、食道等处发出传出冲动而引起的。

反射活动——咀嚼与吞咽

营养魔法师

食物搅拌器——胃

当 食物被嚼碎以后,它就会从咽喉进入食道,然后再从食道推入胃里。胃是消化系统的一个重要的器官,它像一个食物搅拌器一样,捣碎我们吃进胃里的食物。

胃的容量 >>>

胃的容量有限,成年人可以装下 1~2 升食物。儿童的身体发育迅速,但是胃肠发育还不够成熟,消化能力也不强,胃的容量只有 250 毫升左右。

- 食道
- 胃

● 食物进入胃里

● 胃搓揉食物

● 湿润的食糜通过幽门

搅拌作用 >>>

食道送来的食物要在胃里进行一段时间的储存,这时,胃就会分泌一些消化液,然后有节奏地蠕动,对食物进行搅拌,食物在获得了进一步地消化后,然后被送入十二指肠。

note 知识小笔记

胃的内壁是相当厚实的肌肉,能够收缩以搅拌食物,进一步粉碎和贮存食物。

胃小凹
黏膜层
胃腺体
黏膜下层
黏膜肌层
肌层
纵形肌
环形肌
浆膜层
斜形肌

▷ 胃壁的显微结构

　　一顿饭需要 3 天的时间才能穿过消化系统，在胃里的逗留时间大约为 3 小时。胃是一个有弹性的肌肉袋，如果将它装满，可以装十来杯液体。

🐾胃液 >>>

　　胃能分泌出许多胃液，胃液是腐蚀性很强的消化液，在这里许多食物都可以被初步消化，而食物中含有的淀粉则会被分解掉，胃液甚至可以腐蚀铁质物品。

　　▸胃酸具有很强的腐蚀性能，它可以消化食物，但是却不会消化掉自己，这是因为胃壁上有一层胃黏膜，可以阻止胃酸腐蚀胃壁，所以胃不会把自己消化掉。

食管
胃壁
胃体
十二指肠

Stomach

The Magic Of Nutrition

🐾暴饮暴食的害处 >>>

　　食物需要胃的不停蠕动来消化，如果暴饮暴食，一顿吃得太多，胃胀得很大，胃壁绷得很紧，蠕动就变得困难，消化能力自然大大减弱，使胃部长时间感到胀痛。

弯弯曲曲的肠——小肠和大肠

No.060

一般来说，人体内的肠子长约 7 米，是身长的 4.5 倍。在这个弯弯曲曲的消化管道里，食物中所有的营养物质都被吸收掉，而不能利用的部分则被排出体外。

🍖小肠 >>>

小肠是一个长约 5 米的卷曲的管状器官，是消化管中最长的一段。它可分为 3 个区域：即十二指肠、空肠和回肠。刚被消化的食物微粒通过你的小肠进入血液，并由血液带到你的全身。

▶肠道是消化器官中最长的管道，分为小肠和大肠两部分。它包括十二指肠、空肠、回肠、盲肠、结肠和直肠，全长 7 米左右，空肠与回肠曲回于腹部中央，周围由结肠将其围住。

🍖十二指肠 >>>

十二指肠是和胃相连接的一段消化道，它的长度大约有 12 个指头并起来那么长，所以被称为十二指肠，它能阻止食物重新流回胃里。

● 胰腺

● 大肠

● 小肠

● 小肠肠腔

● 肠壁

➡ 小肠内部结构

● 动脉

● 肌肉层

● 绒毛

🐛 小肠内的微生物 >>>

　　小肠内还有许多微生物，这些微生物可以分解一些人体不能分解的蛋白质和纤维素，使人体能够从被分解的物质中吸收营养物质。

📝 知识小笔记

　　肠道是人体最大的免疫器官，有近一半的免疫细胞附着在肠道，产生人体 80% 的抗体。

🐛 大肠 >>>

　　大肠的管道较粗，约 1.5 米长，上端与小肠相连。大肠由盲肠、结肠和直肠三部分组成。直肠比结肠短，用于贮存粪便，它的出口就是消化道的终点——肛门，食物的残渣从这里排出体外。

🐛 肛门 >>>

　　肛门紧接直肠，它的长度只有大约 4 厘米，消化后剩余的固体残渣就从肛门里排出体外，完成食物消化的全过程。

● 横行结肠

● 结肠黏膜

● 上行结肠

● 下行结肠

➡ 大肠结构图

The Small Intestine and Large Intestine

The Magic Of Nutrition

人体化工厂——肝脏

No.061

肝脏是我们身体里最大的器官之一，我们身体需要的许多蛋白质都是在肝脏里合成的，而有一些物质在肝脏里被转化成废物排泄出去，肝脏就像我们身体里的一个化工厂一样，日夜不停地工作着。

知识小笔记

肝脏是人体消化系统中最大的消化腺，成人肝脏重达 2.5 千克。

"解毒器"

肝脏的主要功能之一就是解毒。它是人体最大最重要的"解毒器"，它对来自体外和机体自身代谢产生的毒素具有强大的防御及解毒功能。能够化解细菌、酒精和其他毒素。如果这个"解毒器"出了问题，人体的毒素就会通过血液输送到全身，毒害人体。

过多饮酒会给肝脏造成负担，导致肝脏疾病。

▲ 人体肝脏

伤害肝脏

你知道吗？肝脏可以把酒中有害的酒精变成无害的二氧化碳和水。但是，如果饮酒过量，肝脏就无法分解过多的酒精成分，最终就会对肝脏造成伤害。

🔦肝脏检查 》》》

　　肝脏对我们身体非常重要，但是肝脏疾病却很少有明显的表现，所以医院里通过检查我们身体里的几种蛋白质的含量，来确定肝脏是不是能正常的工作，这叫做肝功检查。

🔺做肝功检查之前先得抽血，通过各种生化试验方法检测与肝脏功能代谢有关的各项指标。

🔦防止肝炎 》》》

　　许多肝炎病毒具有很强的传染性，比如乙肝，注射乙肝疫苗可以阻止这些病毒危害自己的身体。

🔦肝脏再生 》》》

　　肝脏有很强的再生能力，即使肝脏的一部分因为疾病被切除了，只要还存在足够多的部分，那么残缺的肝脏最后又会生长成一个完整的肝脏。

🔺肝脏内部结构图

Liver

The Magic Of Nutrition

贮存胆汁——胆囊

No.062

胆囊位于肝脏的下方，它是存储和浓缩肝脏产生的用于消化脂肪的液体——胆汁。进食时，胆囊收缩，使胆汁经胆囊和胆总管排出，进入十二指肠，协助消化和吸收脂肪，如果没有胆汁，脂肪不能被利用。

● 胆囊分泌胆汁

胆汁 ▶▶▶

在柔软有弹性的胆囊里，贮存着棕绿色的胆汁，胆汁含有来自肝脏的分泌物，以及已破坏的血球，胆汁中的胆盐会将脂肪乳化成微滴。

note 知识小笔记

肝产生的胆汁排出时，一般先在胆囊内贮存，胆囊腔的容积为 40～70 毫升。

胆量变小 ▶▶▶

正常胆囊长 8~12 厘米，宽 3~5 厘米。有人说胆与胆量有关，胆切除后，胆量就会变小，其实，这完全是没有科学依据的。

🌿科学进餐 >>>

　　在夜晚，肝脏活动减弱，所以临睡前不要吃得太多，否则会使肝脏负担加重，对健康不利。在白天，如果进餐的间隔时间太长，就会使胆汁停止在胆囊内，容易使人患胆囊炎或胆结石。

● 胆管结石

● 胆囊结石

● 胆总管

● 胆总管结石

● 内镜由嘴入胃,再进十二指肠

● 勒除器

● 胆总管

● 取出结石

● 十二指肠

◆胆结石患者除了用手术取出结石外，还可以用内镜取出。

🌿胆结石 >>>

　　有些人的胆囊或肝内、外胆管会出现结石，这就是胆结石。胆结石的形成与代谢紊乱、胆汁淤滞和胆道系统感染有关，如今人们可以通过手术取出结石。

Gallbladder

The Magic Of Nutrition

自由的
呼吸

  如果没有食物，人可以生存一个星期；如果没有水，可以生存三天，但是如果没有空气，我们的心脏就会停止跳动。呼吸是人体与周围环境的一种气体交换形式，是生命活动的重要指征，它是全身各组织器官正常生理活动的必要保证。

No.063

生命之本——呼吸系统

呼吸系统是呼吸器官的总称,由呼吸道和肺两部分组成。呼吸系统通过气体交换和血液循环,将氧气运送到各个器官,维持人体新陈代谢的需要。

构成

呼吸系统包括呼吸道(鼻、咽、喉、气管、支气管)和肺。呼吸器官的共同特点是壁薄,面积大,湿润,分布着丰富的毛细血管。进入呼吸器官的血管含少氧血,离开呼吸器官的血管含多氧血。

▲支气管组成的树状空气通道

note 知识小笔记

呼吸过程不仅依靠呼吸系统来完成,还需要血液循环系统的配合。

呼吸过程

空气通过我们的鼻孔进入,然后下到气管,再下到支气管,最后进入肺部。支气管又可分为许多更小的管,在其末梢有一些肺泡,肺泡上有一层毛细血管。氧从肺泡渗进血液中,再输送到周身的细胞里。

肺

肺是非常复杂的器官，它是呼吸系统的主要器官，也是气体交换的场所。它位于胸中，上通喉咙，左右各一，在人体脏腑中位置最高。

呼吸道

呼吸道是气体进出肺的通道，由鼻、咽、喉、气管和支气管组成。呼吸道是由骨或软骨作支架。呼吸道的主要作用是保证气体顺畅通过，对吸入气体进行处理。

● 鼻腔

● 喉

● 会厌软骨

● 食道

● 软骨环可以防止呼吸时气管塌陷

● 气管

● 右肺

● 左肺

→人的呼吸过程包括三个互相联系的环节：外呼吸，包括肺通气和肺换气；气体在血液中的运输；内呼吸，指组织细胞与血液间的气体交换。

呼吸

机体与外界环境之间的气体交换过程，称为呼吸。通过呼吸，机体从空气中摄取新陈代谢所需要的氧气，排出所产生的二氧化碳，因此，呼吸是维持机体新陈代谢和其他功能活动所必需的基本生理过程之一。一旦呼吸停止，生命也将终止。

Respiratory System

Free Breathing

气体交换站——肺

No.064

我们每天都要吸入大量的新鲜空气，呼出大量的废气，这样我们的身体才能运转，而呼吸能够进行，都是因为肺运动的原因，肺作为我们身体里气体交换的唯一场所，是非常重要的器官。

支气管树

肺里密布着由支气管组成的树状空气通道，首先，气管分成两条支气管，进入左右肺，之后每条支气管继续分支，形成成千上万条细微的小支气管，最小的甚至比头发丝还要细。

不一样的静脉和动脉

在肺里也有动脉和静脉血管，但是它和身体其他部分的静脉和动脉血管正好相反，在这里，静脉血管里是富含氧气的血液，而动脉血管里流淌的是含有废气的血液。

静脉

动脉

↑ 人体内的左肺和右肺

肺活量

肺活量是体检时要测定的指标，反应肺在一次呼吸中的通气能力。一个人肺活量的大小和他的年龄、性别、身材、健康状况等因素有关，成年人的肺活量是 2 500~4 000 毫升。

🐛 肺泡的大小形状不一，平均直径 0.2 毫米。成人约有 3 亿~4 亿个肺泡，总面积近 100 平方米，比人的皮肤的表面积还要大好几倍。

note 知识小笔记

一个成年人的肺扩展到最大的时候可以容纳大约 4.5 升的空气，并且可以在几秒钟的时间里就完成气体交换，而肺每天吸入的空气有上万升。

🔺 医学界已将肺活量作为检测人体衰老的首选项目。成年男子的肺活量 3 500 ～ 4 000 毫升；成年女子 2 500 ～ 3 000 毫升。

肺泡

在肺的内部存在着许多肺泡，氧气和二氧化碳的交换就是在这里进行的，在这里静脉血把二氧化碳释放出来，把氧气吸入，然后再回到心脏。

避免灰尘

鼻毛只能阻挡较大的灰尘，细小的灰尘会随着空气进入肺部，最后黏在肺泡上，这样就会影响气体交换，这就是为什么灰尘会对人体造成伤害的原因。

Lung

Free Breathing

生命的标志——呼吸

No.065

呼吸是我们每时每刻都在进行的动作,这与肺的运动有很大的关系。当肺扩张自己的体积的时候,外界的空气就会通过器官进入;气体交换完成以后,肺开始收缩,把这些废气挤出去。

吸气

为了吸气,我们的肋骨必需向上和向外运动,我们肺下的肌肉变平。当它们扩张时,肺就会把空气中人体必需的气体——氧气吸入气管。

● 空气被吸入器官

● 肋骨向外和向上提起

● 横膈变平展且下移

● 左肺

↑ 吸气

● 空气从气管排出

● 左肺

● 肋骨向内和向下移动

● 横膈放松,恢复成拱形

↑ 呼气

呼气

当我们呼气时,肌肉就会放松,肋骨就得向下或向里移动,肺下的肌肉向上弯曲。废气——二氧化碳就会从肺的细小气管里被排出。

深呼吸

我们可以不时地做深呼吸运动，这样就可以锻炼肺部的呼吸能力，增强肺的活力，而且还可以向身体提供充足的氧气。

➤ 深呼吸能使人的胸部、腹部的相关肌肉、器官得以较大幅度的运动，能较多地吸进氧气，吐出二氧化碳，使血液循环得以加强，对于解除疲惫，放松情绪，都是有益的。

note 知识小笔记

一个短跑运动员每分钟呼吸的空气总量为70升，是一个婴儿的140倍。

➤ 感冒患者在打喷嚏时会喷出大量病菌，应该用纸巾捂住口鼻，以免病菌传染给周围人群。

咳嗽

咳嗽和打喷嚏一样，也是一种自发的反应，可以帮助我们清理肺部呼吸道里的黏膜或灰尘。但是，如果你感冒了，咳嗽与打喷嚏都会传播疾病，因为这时你咳出或喷出的气中含有数百万个病菌。如果别人吸入这些病菌，他们可能也会感冒。

打喷嚏

打喷嚏可以帮助我们清理鼻腔中的刺激物。人在打喷嚏时，首先急促吸气，张嘴，然后高速通过鼻腔和口腔同时排气。一般来说，我们呼气的速度为 8 千米/小时。但当我们打喷嚏时，喷出气体的运行速度为 50 千米/小时。

传递语言的信息——发声

自由的呼吸

传递语言的信息——发声

我们每天都在说话,当一个熟悉的声音被我们的耳朵接收到以后,即使不用看,你也会知道这个声音的主人是谁,显然声音包含的信息超出了你我的想象,不过它最大的作用还是在于传递语言信息。

● 说话和唱歌时的声带是关闭的

声带

声带位于喉部,我们的声音大多是通过声带发出的,当你在说话的时候,摸一摸自己的喉咙,就会感觉到震动,这就是气流冲击声带造成的震动,而正是这种震动产生了声音。

● 一般正常情况下声带是张开的

声带的构成

我们的声带由声带肌、声带韧带和黏膜三部分组成,并分成左右对称的两个部分,中间有一个小裂隙,当气流经过声带的时候,在肌肉的控制下,声带就会发生改变,因此会发出不同的声音。

唱歌

我们还可以唱出优美的歌声，这个时候我们人类的声音优势就显示出来了，我们的声音变化要比其他动物复杂得多，这些都是我们在后天有意识地学习到的。

失声

有时候如果我们长时间大声说话，就有可能发不出声音，这是因为声带过度使用导致的，所以我们应该注意合理地使用声带，保护好自己的嗓子。

说话发出的声音可以使我们传递信息，交流思想。

知识小笔记

男低音的声带长 24 厘米，女高音的仅为 14 厘米。

变声

声带的大小影响声音的深度。在青少年时期，男孩的声音变得更粗，这是因为男孩的声带发育速度是女孩的两倍。新生婴儿的声带大约只有 6 毫米长，而成年人的声带可以达到 20 多毫米长。

Phonation

Free Breathing

身体里的高速公路

　　人体的循环器官包括心脏、血管和淋巴系统，它们之间相互连接，构成一个基本上封闭的"管道系统"。心脏就像一个水泵，它日夜不停地在我们身体里一张一缩、有节律地搏动，使血液在循环器官里川流不息，以维持机体正常的运转。

运输工具——循环系统

No.067

循环系统是人体内的运输系统,它将吸收的营养物质和氧输送到各组织器官,并将代谢产物通过同样的途径输入血液,经肺、肾等排出。它还输送热量到身体各部以保持体温,输送激素到靶器官以调节其功能。

血液循环和淋巴循环

循环系统包括血液循环系统和淋巴循环系统。血液循环系统由心脏、血管和血液组成,负责将人体所需的物质带到全身细胞内并将废弃物排出细胞外;淋巴系统是人体的重要防卫体系,它与心血管系统密切相关。

▪ 血液循环的主要功能是完成体内的物质运输。血液循环一旦停止,机体各器官组织将因失去正常的物质运转而发生新陈代谢的障碍。

▪ 一个健康成人体内大约有 5 千克血液,这些血液在我们的身体里来回往复循环,它们在我们的身体里循环一次大约需要 3 分钟的时间。

心脏是人体的"发动机"，也是人体的供血器官。

淋巴系统

像遍布全身的血液循环系统一样，淋巴系统也是一个网状的液体系统。它能制造白细胞和抗体，抵御和清除身体里的病菌，对于液体和养分在体内的分配也有重要作用。

知识小笔记

血液循环理论是英国生理学家威廉·哈维于 17 世纪提出的。

人类循环系统。红色为动脉，蓝色为静脉。

血液与心脏

血液与心脏是新陈代谢的基础，并保持了人体平衡。血液始终在运动，与外界进行气体和能量的交换。而血液循环是通过一个"泵"启动的，这个"泵"就是我们的心脏。心脏每一秒都在我们的胸腔里跳动，把血液输送到全身各处。

血液的作用

血液一刻不停地在血管里流动，把氧气输送到身体的每一个部位，然后再把废气排出体外。在流动过程中，血液会把一些废物分解掉，然后送到排泄系统中，使废物排泄到身体外面，以维护身体健康。

Circulatory System

The Highway In Human Body

No.068

人体里的"泵"——心脏

血液循环是通过心脏启动的。心脏像一个水泵,日夜不停地、有节律地搏动着。它位于胸中部的两肺之间,大小相当于一个人的拳头。心脏是人体的一个重要器官,主要负责向全身输送血液。如果它停止了跳动,也就意味着一个生命的结束。

主动脉

肺动脉

右心房

左心房

三尖瓣

主动脉瓣　二尖瓣　左心室

▲ 心脏的结构图

心脏的结构

　　心脏分为两个部分:左心和右心。它们互相紧紧地连接在一起,各自又分成两个空腔:上部是心房,下部是心室,血液就是在这里循环的。血液先进入心房,再来到心室,然后流入别的脉管。

左心和右心

　　左心和右心有节奏地跳动着。它们是输送血液的"泵",能吸能排。心脏的收缩将血液从脉管吸入心房,而心室又把血液排出,也就是把血液推到别的脉管中去。

心脏的大小

人的心脏位于胸部偏左侧，一个人的心脏和他（她）自己的拳头大小差不多。每个人的心脏大小可能不一样，心脏的体积过大或者过小，都意味着心脏可能有疾病。

→经常量血压也是保护心脏的一种措施

心跳

心跳不受大脑控制，它由植物性神经和脑干相连，脑干里的神经中枢控制着心脏的跳动。心脏的跳动速度会受到其他因素的影响，但是这些也是身体调节的结果。

↑医生通过听诊器来检测患者的心脏，然后做出正确的诊断。

知识小笔记

左右心房和心室相互隔开，每一边的房和室之间有像门一样的瓣膜，控制血液向一个方向流动。

心电图

现在医生们用专门的仪器检测心脏的跳动，并形成心电图，从心电图的变化上可以知道心脏的跳动有没有规律，就是有没有心律不齐的疾病。

Heart

The Highway In Human Body

忙碌的"运输员"——血液

No.069

血液像河流里的水一样，在心脏的动力作用下，一刻不停地进行着循环，运输氧气、二氧化碳、营养素和废物等，也正因为如此，才有了鲜活的生命。人体血液是一种呈红色能流动的结缔组织，它约占人体重量的1/12，成分为血浆及漂浮在血浆里的血细胞。

红色的血液

血液是红色的，因为红细胞里含有一种化学物质，称为血红蛋白。血红蛋白吸收肺里的氧，然后将其输送到人体的各个部位。含氧丰富的血液呈鲜红色；含氧量少的血液则呈暗红色。

● 红细胞

note 知识小笔记

人体里的红细胞是不断地产生的，一生中，人体要生产数万亿个红细胞，这些细胞比我们身体还要重得多。

▲ 血液中含有许多盐类离子可以使血液保持平衡，这样就可以和细胞完成养料和废物交换。

● 对绝大多数人来说，血浆占总血量的一大半

● 薄薄的一层白血球和血小板

● 红血球挤压在一起

↟ 血液中含有许多盐类离子，比如钠离子、钾离子和钙离子等，因此血液的味道是咸的。

血液的组成

血液大致上由血浆、红细胞、白细胞和血小板组成，它们都有各自的作用，血浆使血液可以在血管里流动，而当血管出现破裂的时候，血小板能够凝固，阻止血液流出血管。

↟ 你知道吗，血液只占我们体重的1/10。

● 动脉

● 静脉

血从哪儿来

我们身体里的血红细胞每天都有死亡的，不过在我们身体里还有一些细胞，它们可以分裂和制造血红细胞，补充消失的细胞，它们是我们身体里的血液细胞制造者。

有多少血液

一个人身体里的血液多少是不一样的，经过科学家的研究，发现人体内的血液大约占一个人体重的 1/10 不到，一个 60 千克重的人大概有 5 千克左右的血液。你知道吗？大约 5 千克血液在我们体内来回往复循环一次只需要 3 分钟的时间。

Blood

The Highway In Human Body

血液特征——血型

No.070

你 知道吗？血液有 20 多种不同的类型,最基本的血型有四种: A 型、B 型、AB 型和 O 型。血型实际上是红细胞表面的抗原类型。一般来说,一种血型的血液不能和其他类型的血液混合,所以输血前医生总要检查病人的血型。

基因和血型

不同的血型是由我们身体里控制蛋白质生产的基因决定的, 基因不一样,血型就不一样。

患者血型	授血者血型	不能输入的血型
A	A、O	B、AB
B	B、O	A、AB
AB	A、B、O、AB	
O	O	A、B、AB

万能血型

O 型血被称为万能血型,因为 O 型血可以用来输给其他血型的人, 而且不产生任何抗异反应, 如果医生找不到类型相同的血液, 那么就会使用 O 型血来抢救病人。不过 O 型血的人只能接受 O 型血液。

奇怪的 AB 型

AB 型血液的人可以接受 A、B、O 任何一种类型的血液,因为这种血液中不含有抵抗其他血型细胞的蛋白质。

▶1901 年兰德斯坦纳发现了血型,并认识到同样血型的人之间输血不会导致血细胞被摧毁,但不同血型之间输血会导致凝结。这一发现对输血和外科手术非常重要。

稀缺的血型

有极少数的人具有少见的血型,在他们的血液里还存在着其他控制基因,因此具有不同的血型。这些稀少血型的人在平时就要自己捐献血液,存储在血库中,以防不时之需。

捐献血液

健康的人全身血液总量约占体重的10%,健康人一次献血 200~400 毫升,仅占全身血量的5%~10%,不会对身体产生危害。

▶卡尔·兰德斯坦纳

◀在今天,医疗中心所需的血液大都来自健康人的捐献。

note 知识小笔记

20 世纪初,奥地利医生卡尔·兰德斯坦纳发现了 A、B、O 血型。

Blood Type

The Highway In Human Body

血液流动的动力——血压

如果把心脏比作打气筒，而血管就像是车胎，心脏每跳动一次所输送出的血液对血管壁就会产生一定的压力，这个压力就是血压。

正常血压

血压在我们的体内变化不定。维持正常的血压对人体很重要，血压过高，会引起很多疾病，就像自行车会爆胎一样；血压过低，则会引起休克，甚至死亡。

note 知识小笔记

人体的血液以不同的速度流动，在主动脉内，血液的流动速度为每秒30厘米；在毛细血管里，血液的流动速度为每秒1厘米。

◆ 平时我们所说的"血压"实际上是指上臂肱动脉，即肩膀与臂肘之间处血管的血压测定，是大动脉血压的间接测定。

测量血压

一般来说，有两种血压：收缩压和舒张压。当心脏收缩，左心室便会将血液泵出到主动脉，主动脉压产生最高血压，又称收缩压；接下来，心脏会舒张，血液流入右心房，这个时候压力最低，称为低压或舒张压。

四通八达的交通线——血管

No.072

血管是血液流动的管道。血管从心脏开始，由粗到细，由长到短，渐渐变成肉眼看不清的毛细血管，它们好像四通八达的交通线，密如蛛网地分布在我们的全身。

知识小笔记

人体主要血管有大动脉、大静脉、颈动脉、颈静脉、肺动脉、肺静脉、冠状动脉、股动脉与股静脉等。

▶肌肉注射是将药液通过注射器注入肌肉组织内，以达到治病的目的，方法比静脉用药简单、安全。

静脉

进入心脏的血管是静脉，它的管壁比较薄，只有很少的肌肉。一些静脉在身体内部，靠近动脉与动脉伴行，像铁路的双行线，各自往相反的方向流。另一些静脉离皮肤很近，平常在胳膊上、腿上看到的"青筋"就是离皮肤近的静脉。

动脉

从心脏出去的血管是动脉。动脉管壁有很强的弹性，还能收缩。大多数动脉都在人体的内部，有少数动脉离皮肤较近。如在手腕、颈部等地方，用手就能摸到，觉得血管在"跳动"。医生常常通过手摸脉搏的"跳动"来判断身体状况。

健康卫士——淋巴系统

No.073

淋巴系统是一个遍布全身的网状液体系统，它与心血管系统密切相关，是人体重要的防卫系统，由输送淋巴液的淋巴管、产生淋巴细胞和生成抗体的淋巴器官组成。它能够抵御侵入我们身体的病毒，担负着保卫身体健康的重要使命。

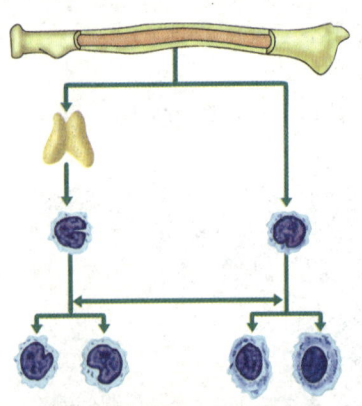

淋巴结

淋巴结是一个拥有数十亿个白血球的"小型战场"。当因感染时，外来的入侵者和免疫细胞都聚集在这里，淋巴结就会肿大，甚至我们都能摸到它。淋巴结里有很多巨噬细胞，它们能够吞吃那些进入淋巴循环的病毒，并使人体对这种病毒产生免疫能力。

▲ 淋巴细胞的分化示意图

▲ T 细胞杀死癌细胞

过滤病毒

在我们体内，毛细血管中的液体会渗透到毛细淋巴管里，这些液体中携带有各种蛋白质和入侵的病毒，在经过淋巴结过滤后重新回到血液中。淋巴结还可以向血管中放出吞噬细胞，清除损坏的细胞，否则损坏的细胞在人体内可能转化为肿瘤，危害身体健康。

扁桃体

扁桃体就是我们腮下的淋巴结，因为我们每天要吃食物，这些食物中可能携带有病毒，而扁桃体就担负起阻止这些病毒的作用，使这些病毒不至于扩散到身体其他地方去。

知识小笔记

脾是人体最大的淋巴器官，它能过滤血液，除去衰老的细胞，并能储备多余的血液。

● 发炎的扁桃体

4～10岁儿童扁桃体很容易发炎。扁桃体发炎后会引起咽痛、高热、乏力等不适。

艾滋病

艾滋病是一种专门攻击淋巴细胞的病毒，而淋巴细胞就是产生病毒抗体的细胞，因此艾滋病很难免疫，目前还没有发现能免疫艾滋病的抗体。

艾滋病标志

扁桃体发炎

当一个人因为生病而身体虚弱的时候，扁桃体就会被细菌攻击，从而导致扁桃体发炎，有的人因为扁桃体不断发炎，最后不得不摘除扁桃体，这个时候其他淋巴结就代替扁桃体，阻止病毒入侵身体。

Lymphatic System

The Highway In Human Body

守护健康的卫士

在我们生活的环境里，充满了十分细小的微生物，比如细菌。有些细菌是有害的，会引起疾病，因此也称病菌。人体内有一个免疫系统，它是人体抵御病菌侵犯最忠诚的卫士，它能发现并清除对危害人体健康的病菌。而泌尿系统则是帮助人体把体内废物排出体外。

No.074

生命的卫士——免疫系统

人体免疫系统是生命的卫士，它像一支精密的军队，昼夜不停地保护着我们的健康。在任何一秒内，免疫系统都能调派不计其数和不同职能的免疫"部队"从事复杂的任务，以确保我们的身体免受病菌的入侵。

重要的免疫系统 >>>

免疫系统不仅时刻保护我们免受外来入侵物的危害，同时也能预防体内细胞突变引发癌症的威胁。如果没有免疫系统的保护，即使是一粒灰尘就足以让人致命。医学研究显示，人体90%以上的疾病与免疫系统失调有关。

> **note 知识小笔记**
>
> 胸腺是 T 细胞分化和成熟的场所，最终分化为成熟 T 细胞，随后释放入血液循环中。

* 免疫系统是机体防卫病原体入侵最有效的武器，它能发现并清除异物、外来病原微生物等引起内环境波动的因素。免疫系统正常，人体才能健康。

组成 >>>

免疫系统是人体抵御病菌侵犯最重要的保卫系统。它由免疫器官、免疫细胞和免疫分子组成。免疫器官有骨髓、胸腺、脾脏、淋巴结、扁桃体、小肠集合淋巴结、阑尾等；免疫细胞有淋巴细胞、肥大细胞、血小板等；免疫分子包括免疫球蛋白、干扰素等。

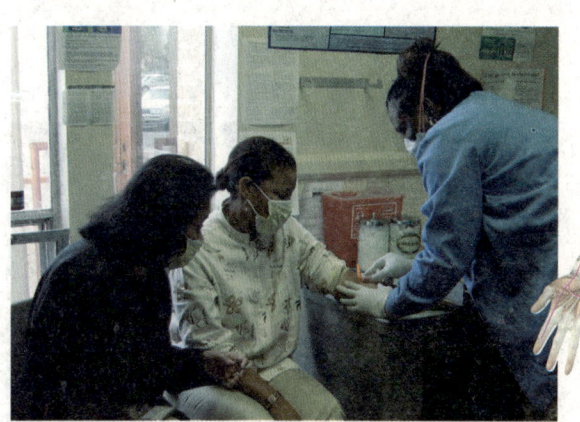

免疫细胞能修补受损的器官和组织，使其恢复原来的功能。健康的免疫系统是无可取代的，虽然它的力量令人赞叹，但仍可能因为持续摄取不健康的食物而失效，导致生病。

共同协调 >>>

人体免疫系统的结构非常复杂，它是由人体多个器官共同协调运作。骨髓和胸腺是人体主要的淋巴器官，外围的淋巴器官则包括扁桃体、脾、淋巴结、集合淋巴结与盲肠。这些关卡都是用来防御入侵的毒素及微生物。

Immune System

The Honest Guard Of Human Heath

免疫系统

人体内的"敌人"——病菌

No.075

病菌是导致机体生病的微小生物，长约1微米，1万个细菌排起来约1厘米长。它们通过多种途径进入我们的身体，并在身体内繁殖、感染，损害我们的健康。

🦴病菌 >>>

病菌可以分为细菌和病毒。细菌是较大的病菌，病毒是最小的病菌，比如伤风、流行感冒、麻疹都是由病毒感染引起的。

▶ 大肠杆菌噬菌体是人体大肠内的一种细菌，它只能在人的大肠内，若在其他部位，就会导致疾病。

📝note 知识小笔记

病毒介于生物和非生物之间，全长不足0.1微米，10万个病毒排起来长约1厘米。

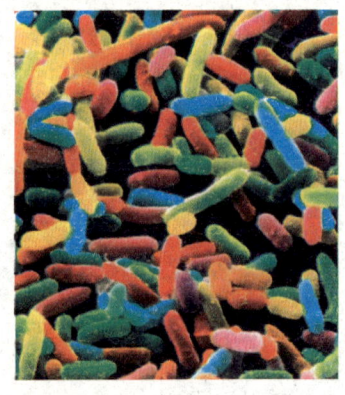

🦴 细菌的个体非常小，经显微镜的放大，我们可以看到细菌的细胞结构。

🦴无孔不入 >>>

病菌无孔不入，任何地方都是病菌的栖身之所。每个人的口腔和皮肤都有病菌的影响，如果病菌进入血液，会引起败血症。能使人生病的细菌，如伤寒杆菌、炭疽杆菌等，也叫致病菌或病原菌。

机体的抗菌免疫

№ 076

人体在感染病菌的过程中,各免疫器官之间互相协作、密切配合,共同完成复杂的免疫防御功能。当病菌侵入人体后,首先遇到的是先天免疫功能的抵御。经过 7 ~ 10 天,机体产生了后天免疫;然后两者相互配合,共同杀灭病菌。

先天免疫

先天免疫是人类在长期的进化过程中,逐渐建立起来的一系列防御功能。其特点是生来就有,并能遗传,对各种微生物均有一定程度的防御能力,而没有特殊的针对性,所以又称非特异性免疫。

▸ 充足的睡眠可以提高人体的后天免疫力

知识小笔记

在同样的环境下,为什么有人生病,有人却安然无恙?是因为不同的人免疫力不一样。免疫力低是人们生病的内在、根本的原因。

◂ 锻炼也是提高后天免疫力的一种方法

后天免疫

后天免疫又称特异性免疫或获得性免疫,是指人出生以后,在生活中与病原微生物及抗原物质接触后产生的免疫防御功能。其特点是在感染或接种疫苗后产生,但只能对该病原起作用,如果再次接触相同微生物,免疫力就会增加。

机体的抗菌免疫

守护健康的卫士

预防疾病——疫苗接种

No.077

从 出生到12岁这个阶段，每个人都要接受多次的免疫接种，如：注射乙肝疫苗、卡介苗、百白破三联疫苗，口服脊髓灰质炎疫苗等，其目的就是调节人体的免疫功能，预防相应的疾病发生。

什么是疫苗接种 >>>

用人工方法将免疫原或免疫效应物质输入到机体内，使机体通过人工自动免疫或人工被动免疫的方法获得防治某种传染病的能力。

▲合成肽疫苗

▲制作基因工程乙肝疫苗

打预防针 >>>

我们通常所说的打预防针就是人工主动免疫，主要用于预防、控制传染病的发生和流行。这种方法是将疫苗接种于人体，使机体产生免疫力的一种防治微生物感染的措施。例如，注射卡介苗、乙脑疫苗、狂犬病疫苗等。

疫苗接种 >>>

　　医生为你注射疫苗，预防疾病，就是疫苗接种或防疫注射。疫苗含有无害的死病菌或是由无害的死病菌中提炼的物质，能使身体产生天然的防御能力对抗病菌。注射后，身体仿佛受到病菌入侵一样，开始产生杀死病菌的抗体，日后如果遇上同类病菌，身体便能立刻消灭病菌，你就不会生病了。

被动免疫 >>>

　　被动免疫是指给机体输入由他人或动物产生的具有免疫效应的物质，如，丙种球蛋白、干扰素、胸腺肽等。其特点是效应快，不需经过潜伏期，一经输入立即可获得免疫力，但是维持时间很短。

直至今日，种牛痘仍被认为是预防天花的最好方法。牛痘疫苗的发明使人类免受天花的灾难，1979年世界卫生组织郑重宣市"天花在地球上绝迹"。这是人类对传染病预防进行人工免疫的最优秀的范例。

> **知识小笔记**
>
> 　　目前在许多国家里，刚出生的小孩就要接种预防肺结核的卡介苗。

Vaccination

The Honest Guard Of Human Heath

废物处理场——泌尿系统

泌尿系统由肾、输尿管、膀胱及尿道组成，主要功能是排泄。它就像一个废水处理系统，把人体代谢产生的废物和多余的水分由血液送到肾，在肾里形成尿液，然后经输尿管、膀胱、尿道排出体外。

病人的尿液是医生诊断疾病的一种方法

排泄 >>>

排泄是指机体代谢过程中所产生的各种不为机体所利用或者有害的物质向体外输送的生理过程。被排出的物质一部分是营养物质的代谢产物，另一部分是衰老的细胞破坏时所形成的产物。

输尿管

膀胱

尿道

排出有害物质 >>>

在我们身体细胞活动的时候，会产生一些有害的物质，比如尿素，这些尿素会溶入水中，最后被排出体外，其中我们最熟悉的就是尿和汗水了。

🐾人体的排泄途径 >>>

我们的身体有好几种排泄途径：由呼吸器官排出，主要是二氧化碳和一定量的水，水以水蒸气形式随呼出气排出；由皮肤排泄，主要是以汗的形式由汗腺分泌排出体外，其中除水外，还含有氯化钠和尿素等；以尿的形式由肾脏排出。

note 知识小笔记

汗也是人体排泄的液体，它是一种盐水液，含有体内代谢的废物。

水蒸气

水分子

🔵 身体的热传到温度低的汗水里后，体温就会下降，同时排泄出一部分废物

🐾膀胱 >>>

成人的膀胱容量300~500毫升，当膀胱贮存尿液达一定量时（400~500毫升）便产生尿意，大脑接到这一信息，便会发出指令，让膀胱肌肉收缩，把尿经尿道排出体外。由于小儿的大脑还没有发育完善，所以会出现尿床现象。

🐾出汗 >>>

当天热的时候，我们就会出汗，实际上即使在寒冷的冬天，我们也会出汗，因为汗水可以带走许多身体废物，比如盐分和尿素等，这是对身体有益的排泄。

🔺 出汗也是人体排泄的一种方式

Urinary System

The Honest Guard Of Human Heath

过滤器——肾脏

No.079

肾 脏是人体重要的排泄器官，它位于我们身体腰后部的脊柱两侧，左右各一个，大小如拳头，形状很像蚕豆，由 100 万个小过滤器构成。肾脏好比过滤器，它们从血液中将有毒物质过滤出来，然后排放到尿里。

- 皮质
- 肾脏血管
- 髓质
- 肾动脉
- 肾静脉
- 肾盂
- 输尿管
- 被囊

肾脏功能 >>>

肾脏的主要功能是通过生成尿液，维持水、电解质平衡；通过排泄尿液，排泄体内的废物、毒物和药物，以及人体新陈代谢过程中所产生的一些酸性物质；分泌许多活性物质，具有内分泌功能。

肾脏结构 >>>

肾脏可分为 3 部分：皮质、髓质和肾盂。每个肾脏约由 100 多万个肾单位组成，而肾单位由肾小体和肾小管组成，肾小体包括肾小球、肾小囊。

原尿 >>>

当血液流经肾小球时，除了血浆中的血细胞和大分子的蛋白质以外，血浆中的一部分水分、无机盐、葡萄糖和尿素等物质，都可以经过肾小球滤过到肾小囊腔内，这就是原尿。人体每天形成的原尿大约有 150 升。

肾脏衰竭 >>>

如果一个肾脏衰竭，另外一个可以代替其工作，但是如果两个肾脏都衰竭了，人体代谢出来的毒性物质就会蓄积在血液里，产生尿毒症，威胁到人的生命。目前治疗肾衰竭的办法只有进行肾移植——把有病的肾切除，换上健康的肾。

肾结石 >>>

如果没有充足的液体从肾里通过，肾所产生的尿就会太浓，尿中的固体成分就会凝结成"肾结石"。如果这些结石长得比豆子还大，它们就会堵塞输尿管，给健康的身体带来威胁。

● 肾上腺可分泌多种荷尔蒙(是一种少量但对身体具有强大功能的化学物质)

● 肾将体内的代谢废物和毒素排出体外，起到调节人体水、盐代谢及离子平衡的作用

● 肾动脉

● 肾静脉

● 尿液生成后由输尿管运送到膀胱内暂时贮存

知识小笔记 note

在古埃及的木乃伊体内，人们就曾发现过肾结石。

● 膀胱是储存尿液的器官

Kidney

The Honest Guard Of Human Heath

贮存尿液——膀胱

No.080

膀胱是一个暂时贮存尿液的地方,它的贮存量因人而异,有多有少。尿液经肾脏过滤后经输尿管进入膀胱,膀胱壁柔软而有弹性,当膀胱内装满尿液时,膀胱壁就会扩张。小便时,膀胱壁收缩,将尿液排出体外。

尿的成分 >>>

尿的成分主要是水,其中含有一些人体不需要的废弃物。尿素就是废弃物中含量较多的物质,此外还有含钾、钠等元素的物质。

◆尿液经肾脏过滤后经输尿管进入膀胱,膀胱壁柔软而有弹性,当膀胱内装满尿液时,膀胱壁就会扩张,这时它就会提醒你"该去洗手间了"。

◆膀胱及男性尿道前列腺(前观)

- 输尿管间襞
- 输尿管口
- 膀胱三角
- 前列腺小囊
- 尿道嵴
- 精阜

闸门控制器 >>>

在膀胱与尿道的连接处有一束肌肉,叫尿道内括约肌。尿道内括约肌就像闸门的控制器一样,当不需要排尿的时候,它们就紧缩起来,使尿液不会流出来。当尿道内括约肌放松时,尿即从尿道排出。

膀胱的变化 >>>

人在两岁左右的时候，排尿是一种反射活动，当膀胱胀满时，尿就会自动排出。随着年龄的增长，人能够控制膀胱，但有些人到了老年，膀胱又会失去控制。

◆ 婴儿由于大脑机能发育尚未完善，对基本排尿中枢的抑制能力较弱，所以排尿频繁，夜间容易发生遗尿。

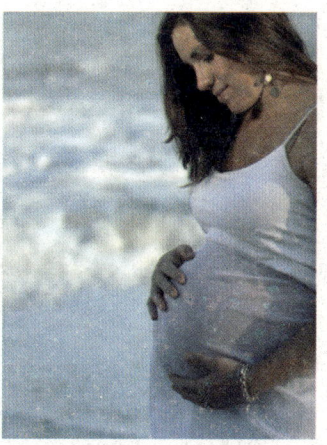

◆ 胎儿 11~16 周就会在母亲身体里排泄尿液

胎儿也撒尿 >>>

通过超声技术，科学家发现胎儿在母亲的肚子里也会撒尿，他们的膀胱中也能积存尿液。一个快出生的胎儿，每小时要排大约 30 毫升尿，这些尿液和其他新陈代谢物一起通过母体胎盘排出体外。

膀胱炎 >>>

当膀胱受到细菌感染后就可能发炎，给人带来很多麻烦。膀胱炎患者会经常会感到小便特别急，总想上厕所，可是一旦真的小便，每次排出的尿却很少。

> **note 知识小笔记**
>
> 当膀胱胀满时，能装大约两桶饮料那么多的液体，这时就要尽快去厕所。

Bladder

The Honest Guard Of Human Heath

输送尿液的管道——输尿管

No.081

尿 液在肾里形成后，要经过输尿管、膀胱和尿道排出体外。输尿管是把尿输入膀胱的管道；尿道是从膀胱通向体外的管道，输尿管和尿道是泌尿系统重要的排泄器官。

排尿 >>>

肾脏持续不断地产生尿，我们不用时刻去上厕所，这是因为两边的肾各有一个输尿管，尿先进入这里，再到膀胱。当膀胱充满了尿时，膀胱壁就会收缩，将尿排入另一个管道——通过尿道，然后从这里排出体外。

知识小笔记

　　输尿管可分为三部分：输尿管腹部、输尿管盆部、输尿管壁内部。

- 肾
- 肾动脉
- 肾静脉
- 输尿管

▲ 输尿管的功能是输送尿液

输尿管 >>>

输尿管的主要功能是将肾脏所排泄的尿液排入膀胱，它位于腹膜外位，左右各一个，长 20~30 厘米，管径 0.5~1.0 厘米，最窄处口径只有 0.2~0.3 厘米。

尿道 >>>

尿道的主要作用是将尿排出体外。男性尿道和女性尿道有一定差异。男性尿道细长，长约 18 厘米，女性尿道粗而短，长约 5 厘米。

注意卫生 >>>

女性尿道与肛门相距较近，所以容易引起尿路感染，严重的可导致急慢性肾炎，因此要特别注意卫生。还有，怀孕时之所以出现小便次数增多，这是因为增大的子宫压迫了膀胱。

● 输卵管
● 子宫
● 卵巢
● 阴道
● 膀胱
● 阴蒂
● 阴蒂脚
● 前庭球
● 尿道外口
● 前庭外口
● 阴道口
● 小阴唇

▲ 女性尿道结构图

● 输尿管
● 膀胱
● 精囊
● 输精管
● 前列腺
● 阴茎
● 尿道球腺
● 附睾
● 睾丸

▲ 男性尿道结构图

男性尿道 >>>

男性尿道除了有排尿的功能，还可以排出精液，因此也是生殖器官之一。可分为三部：前列腺部、膜部和海绵体部，临床上将前列腺部和膜部全称为后尿道，海绵体部称为前尿道。

排尿与健康

No.082

当我们的身体提醒我们要排出尿液的时候，最好能立刻就去，不要憋尿，因为这样会增加膀胱的负担，久而久之，就会影响身体的健康。

尿的成分 >>>

尿液中大约96%都是水，其余是固体物。固体物有十多种，主要是尿素、氯化钠、尿酸和氨等，其中尿素要占一半。尿素也可以以汗的形式排出。如果被化验出尿中有较多的糖和蛋白质，说明已经患病。

排尿量 >>>

每天大约有150升液体经过我们的肾，其中99%的液体经过清理后进入血液。在成人的一生中，大约要排出40 000升尿，相当于8万瓶矿泉水。

▶ 正常尿液标本

▶ 憋尿会对膀胱造成压力，影响身体健康，尤其是儿童，要养成及时排尿的习惯。

水分平衡 >>>

如果摄入的液体超出了身体的需要，就会排更多的尿。摄入的水分和排出的水分相当，这样才能保持体内液体的平衡，使细胞正常工作。

知识小笔记

一个人如果每天从食物和饮品中吸入 1.5 升的水，那么就会排出 1.5 升的水。

☝一般来说，一个人每天摄入的水和排泄的水相当，这样才能保证机体正常工作。

动脉

肾小囊

过滤

收集管

原尿

尿液

重吸收

静脉

↗尿液的形成过程示意图

尿的颜色 >>>

刚排出的正常尿液澄清透明，浅黄色。如果尿色经常深黄，要警惕肝胆是否正常；有乳白色尿的人，也许与绦虫病有关，尿中见血可能患上了急性肾炎或尿结石。

解读生命密码

生殖是父母双方的基因物质合成新生命的过程，这是一个复杂而神奇的过程。在这个过程中，父母的基因通过遗传与变异得以延续和发展。事实上，当地球生命开始出现的时候，基因的传递便开始了，而且还要永远传递下去。

继承和发展——遗传与变异

俗 话说"种瓜得瓜，种豆得豆"。上一代的性状会传给下一代，子女的长相总是很像自己的父母，他们的性格、爱好，甚至动作、习惯等也都会很像父母，但是子女总会与父母有些不像的地方，这就是遗传变异现象。

发现的故事

19 世纪 60 年代，有一个叫孟德尔的奥地利人发现了遗传规律。他用豌豆做试验，花费了 8 年的时间，终于揭开了生物一代与一代之间相似的奥秘，这就是孟德尔遗传学定律。

知识小笔记

DNA 和 RNA 藏在细胞核内，又具有酸性，因此在刚刚被发现的时候就被称为核酸。

▶ 孟德尔的豌豆试验进行了 8 年之久，这是极需要有耐心与严谨工作态度的一项试验。

遗传与染色体

人体细胞的细胞核内存在着数目恒定的染色体，当卵子和精子结合成新的生命源——受精卵时，就会有一半的染色体来自父亲，一半来自母亲，所以就有了子女像父母的遗传现象。

遗传的基本单位

　　为什么会有神奇的遗传现象？这是因为染色体携带有基因。什么是基因？基因就是携带有遗传效应的 DNA 序列，是控制生物性状的基本遗传单位。不同的基因可以决定生物体的不同性状。

→右图为一家三口。如果仔细观察，你就会发现，孩子遗传了父母的某些身体特征。

遗传奥秘

　　人类胚胎发育过程是一个遗传信息程序执行过程。当受精卵形成时，它会携带着人类的遗传基因——DNA，按照遗传的秘密指令，依时间顺序和构成方式，逐步完成胎儿的发育。

→在电子显微镜下可以看得到，父亲的精子像一条条小蝌蚪，摇着长长的尾巴向母亲的卵子游去。受精后，会分裂成很多个细胞球体，之后，经过再次分裂，成为胚胎。

DNA 的发现

　　1896 年，瑞士化学家米歇尔发现核酸。1909 年，美国生物学家又发现核酸中的碳水化合物有两种，一种叫脱氧核糖核酸，英文缩写为 DNA；另一种是核糖核酸，英文缩写为 RNA，它们携带有不同类型细胞的全部信息。

Heredity and Mutation

Determine The Secrets of Life

遗传信息的载体——染色体

No.084

在人体细胞核内,脱氧核糖核酸(DNA)以化学方式和蛋白质结合在一起,组成 23 对形态各异、分离的细微单位,这就是染色体。染色体包含了基因的各种结构,所以染色体是基因的载体,也就是遗传信息的载体。

发现的故事

染色体是存在于细胞核里的细丝状物质。1879 年,德国生物学家弗莱明发现,如果采用一种碱性染料浸泡细胞,细胞核里有一些可以染上色的颗粒。1888 年,另外一个德国生物学家瓦尔德把这种颗粒命名为"染色体"。

note 知识小笔记

20 世纪 50 年代,华裔学者庄有兴及其导师列文经过反复实验,确定了人体内染色体的数目。

——正常人的体细胞染色体数目为 23 对,其中 22 对是常染色体,1 对是性染色体。

▲ 染色体在细胞的有丝分裂间期由染色质螺旋化形成

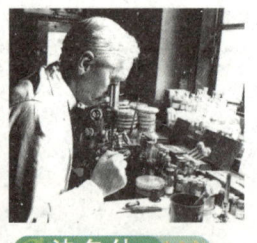

▲ 正在实验室认真工作的弗莱明

染色体

染色体只有在细胞分裂时,通过某种特定的染色法,才能使它显形,所以被称为染色体。染色体维持生命活动的持续和繁衍,可以说生物的世界,就是染色体变化的结果。

染色体数目

　　人类细胞共有 23 对染色体。我们从生母遗传每对染色体中的一条，而从生父遗传每对染色体中的另一条。前 22 对染色体称为"常染色体"，最后 1 对染色体称为"性染色体"。女性有 2 条 X 性染色体，男性有一条 X 性染色体和一条 Y 性染色体。

▲ 染色体具有一定的形态和结构

性别是由谁决定

　　人的性别取决于受精的瞬间，是由父亲精子内的性染色体决定的。母亲只能给出一条 X 性染色体，如果父亲给出一条 X 染色体，那么孩子就是女孩；如果父亲给出一条 Y 染色体，那么孩子就是男孩。

▲ 性染色体为决定个体雌雄性别的染色体，性染色体以 X 和 Y 为标示。

Chromosome

Determine The Secrets of Life

解读生命密码

遗传信息——基因

遗传信息——基因

No.085

指导我们身体应如何成长的最基本信息，可以凭借一种化学物质由父母传给子女，我们称它为基因。基因是一种比染色体小许多倍的微小的物质，即使在光学显微镜下也不可能看到。基因通过指导蛋白质的合成来表达自己所携带的遗传信息。

遗传密码

人的遗传性状由密码来传递。人体有 2 万~2.5 万个基因，而每个基因是由密码来决定的。人体的基因中既有相同的部分，又有不同的部分。不同的部分决定人与人的区别，即人的多样性。人体的 DNA 共有 10 亿个遗传密码，排列组成约 2.5 万个基因。

note 知识小笔记

DNA 并非全部都具有遗传效应，DNA 上有遗传效应的片段叫基因。每个染色体含有 1 个 DNA 分子，每个 DNA 分子有很多基因。

DNA 与基因

基因会串连起来形成一个长长的、螺旋形的分子，我们称其为脱氧核糖核酸，也就是 DNA。细胞应该如何行动以及应该制造哪一类细胞的信息，总是从 DNA 上的基因发出。所以每一个细胞都必须要拥有 DNA 和基因，才能够存活。

DNA 分子结构

DNA 是一个高分子有机化合物，它的基本单位是脱氧核苷酸。脱氧核苷酸由三部分组成：含氮碱基、脱氧核糖、磷酸。单个的核苷酸连成一条链，两条核苷酸链按一定的顺序排列，然后再扭成麻花样，就构成 DNA 的分子结构，也就是双螺旋结构。

DNA 的双螺旋结构

基因虽然十分稳定，能在细胞分裂时精确地复制自己，但这种稳定性是相对的。

基因突变

基因是生命体最根本的信息载体，它决定了一个生命体甚至一个物种的发展方向。它们可以忠实地复制自己，产生相同或类似的基因。有时候基因也会发生突变，而突变的基因就会引起变异特征。

动物也会患白化病，如白袋鼠。它的祖先并不是白色，是由于袋鼠基因突变白化，再通过人工培育才出现这种袋鼠。

白化病

在生活中我们会看到很多动物拥有与众不同的白色外表，这是一种叫做白化病的基因疾病，白化病是一种遗传病或由于不同基因的突变，导致黑色素代谢产生障碍，因而使皮肤、眼睛、毛发等的色素缺乏。

Gene

Determine The Secrets of Life

解读生命密码

基因技术与工程

基因技术与工程

No.086

随 着基因的神秘面纱被逐渐揭开,生物学家开始尝试重组基因,完全按照人的意愿创造新的生物,这就是基因工程,或者叫"遗传工程",比如我们熟知的克隆羊、抗病虫西红柿等。

DNA 重组

如果将一种生物的 DNA 中的某个遗传密码片断连接到另外一种生物的 DNA 链上去,将 DNA 重新组织一下,就可以按照人类的愿望,设计出新的遗传物质并创造出新的生物类型。

目前,基因工程的成果已广泛应用于农作物和畜禽品种改良、药物以及环保、冶金、轻工等诸多方面,在很大程度上改变了人类的生产和生活,具有广阔的应用前景。

note 知识小笔记

1980 年,美国大学教授马丁·库莱因第一次将基因治疗用在人类身上。当时,两名血液病患者接受了治疗。

基因治疗疾病

基因治疗是一种对付疾病的新型"武器",是将健康的基因导入人体,去替换患者体内有缺陷的基因,从而达到治疗疾病的目的。如遗传性胰腺病。

▶基因工程的发展,使人类有可能按照自己的意愿对生物体的基因进行修改,以满足人类更多的需要。

- ■ T 胸腺嘧啶
- ■ A 腺嘌呤
- ■ G 鸟嘌呤
- ■ C 胞嘧啶

外来基因

组合起来的基因

含有组合基因的染色体

植物本身基因

含有组合基因的一段染色体

转基因植物

▲ 转基因植物示意图

基因检测

基因检测主要通过血液,其他体液或细胞对 DNA 进行检测,既可以诊断疾病,也可以用于疾病风险的预测。目前已经有 1 000 多种遗传性疾病可以通过基因检测技术做出诊断,有 20 多种疾病可以用基因检测的方法进行预测。

转基因食品

转基因是将某些生物的基因转移到其他生物物种中去,使其出现原物种不具有的性状或产物,以转基因生物为原料加工生产的食品就是转基因食品。这些食品由于不是纯天然食品,所以对它褒贬不一。

Genetic Technology and Project

Determine The Secrets of Life

生命的延续——生殖

No.087

生殖是产生新生命的复杂过程，是生物界普遍存在的一种生命现象。人和动植物一样，作为自然界的生命体，延续是自然的需要，也是人类生活的需要。人类的繁衍是由成年男性和成年女性共同完成的。

生殖系统

生殖系统是生命的延续，它是产生生殖细胞、繁殖后代、分泌性激素等器官的总称。构成人体生殖系统的是生殖器，它包括内生殖器和外生殖器。

输尿管
淋巴结
直肠
膀胱
前列腺
输精管
尿道
阴茎
睾丸

精囊
射精输管

男性生殖系统

男性生殖器

男性内生殖器包括睾丸、附睾、精囊、输精管、射精管、前列腺和阴茎等。睾丸是男性生殖腺，左右各一，呈卵圆形，位于阴囊内，是产生精子的器官，也是产生雄性激素的主要内分泌腺。

女性生殖系统

女性生殖器

女性的生殖器官由卵巢、子宫、输卵管和阴道等部分组成。卵巢呈卵圆形，左右各一，位于盆腔内子宫的两侧，为扁椭圆形结构。它的功能是产生成熟的卵子和分泌女性激素。

卵巢　卵巢
输卵管
韧带
输卵管
子宫
子宫内膜
子宫颈
阴道

脊椎骨
脊椎内的脊髓
输卵管的壶腹
右卵巢
腹腔内壁
输卵管
膀胱
尿道
子宫颈
子宫
直肠
阴道

女性生殖系统侧面图

Reproduction

Determine The Secrets of Life

精密的仪器——奇妙的人体

人体是一台精密的仪器,它可以随时调集全身的各种细胞和器官发动战争、进行防卫、清理垃圾、维护信息通畅、修复受损组织。人体是大自然的杰作,它每时每刻都在创造着奇迹,连最精巧的机器人也不能与之相比。

饥饿的大脑

每秒钟有 10 万次化学反应在人脑中发生,这需要巨大的能量。事实上,紧张思考和肌肉运动所消耗的热量几乎相当,这就是为什么深思会使我们感到精疲力竭,像走了长路一样。

思考和肌肉运动需要大量的能量,因此应该张弛有度,进行适当的休息。

聪明的鼻子

鼻黏液是人体的第一道防线,它日复一日顽强抵抗着成千上万不断试图入侵人体的细菌。花粉微粒进入鼻黏液后,所生成的化学物质会引起过敏,导致打喷嚏。

人在打喷嚏时,会将鼻子中的细菌和灰尘以每小时 160 千米的速度驱逐出体外。

神奇的眼泪

眼泪是一种神奇的东西。你知道吗？你每眨一次眼，眼泪就给你冲洗了一次与细菌搏斗的战场。愤怒的泪与悲伤的泪不同，它含有更高的蛋白质，它们都含有催乳激素。

▶科学家用微量分析的方法发现，在人们的泪水中，99%是水分，1%是固体，而这固体一半以上是盐，怪不得它有咸味呢！

人体细胞

人体由大约 100 万亿个细胞构成，而在一生中却大约有 10 000 万亿次细胞分裂。一个人如果能活 100 岁，那么他平均每天都有 3 000 亿个细胞在分裂，平均每秒钟有 300 万个细胞在分裂。

时刻都在出汗

我们的肌肉伸缩时产生的能量，1/4 是有用的，剩余的 3/4 则转化成热量。表面看来，人只有在剧烈活动时及在高温条件下才出汗，其实不然，人始终处于出汗状态，每天要出 0.5 升以上的汗。

▶中医学认为"发热出汗"不仅痛经活络、活动全身器官，提高精神和恢复体力，而且具有可以调节神经的功能。

Amazing Human Body

Determine The Secrets of Life

身体信号——疾病与健康

No.089

我们的身体像一台复杂的机器，通畅运行正常，说明身体健康。但有时候，人体的某一个部位出了故障，如感冒、发烧或者肚子痛，说明身体有了疾病，我们应该及时就医，使身体尽快恢复健康。

疾病

疾病是生理上出现了异常，它是与健康相对应的。疾病有许多种类型，如不及时治疗会给人带来致命的伤害。常见的危害严重的病有高血压、冠心病、脑血管病、癌症、糖尿病等。

一些微生物也会给我们带来疾病，比如流感病毒。患者通常会出现乏力、头疼、头晕等症状。这些病毒不但在我们的身体里生长和繁殖，还会传染给别人。

疾病的种类

为了便于辨别和更好的治疗，人们将疾病分门别类：如传染病、癌症、遗传性疾病、心血管病、过敏反应以及中毒等。其中，传染病的发病率最高。

疼痛与发热

疼痛与发热是身体产生疾病最典型的症状。疼痛来自肉体和精神两个方面，无论是肉体还是精神的痛苦，都给了我们一个信号，说明我们的身体或精神正在受到疾病的侵袭。发热是人体的温度异常升高，说明人的肌体在受到细菌的侵袭。

知识小笔记

如果每年去一次医院，对身体进行一次全面的检查，就可以很清楚地知道自己身体存在的问题，并且可以得到及时治疗。

医疗

身体的异常是因为病变造成的，它能使某个系统发生紊乱，这样就要及早治疗。医疗是控制病变的有效途径，它能使身体重新恢复健康，但并不是所有的疾病都能治疗。

施救者在对患者进行心外按摩

急救

急救是当有任何意外或急病发生时，施救者在医护人员到达前，按医学护理的原则，利用现场适用物资临时及适当地为伤病者进行的初步救援及护理，然后迅速送往医院。

Disease and Health

Determine The Secrets of Life

有趣的器官移植

No.090

今天，如果人体的某个器官运行不正常或者受到了损伤，就可以通过手术，由医生进行更换，即移植。器官移植的目的是用健康的器官替代损坏的或功能丧失的器官，可分活体器官捐赠和死者器官捐赠两种。

器官捐赠

器官捐赠指人把身体的部分或所有器官捐赠给医院和给有需要移植器官的病人，或捐赠给学术或医学机构做研究用途。

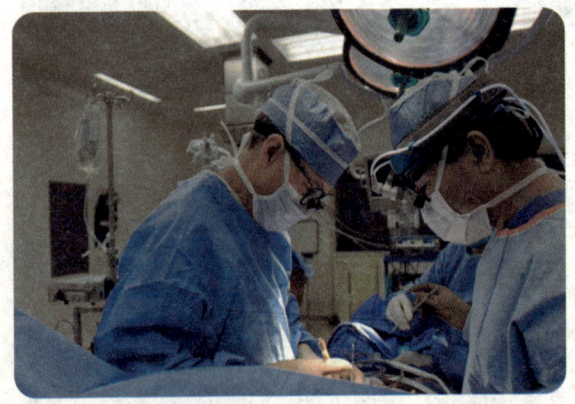

科学家们幻想，将来医生可以像进行人体器官移植手术那样，轻松自如地进行头颅移植手术。

note 知识小笔记

常用的移植器官有肾、心、肝、胰腺与胰岛、甲状旁腺、心肺、骨髓、角膜等。

第一例心脏移植手术

1968 年，南非的外科医生巴纳德将一名 25 岁的女子的心脏移植给了一位 55 岁的男病人，术后，这位男病人活了 18 天。1982 年，世界上首例成功的人造心脏移植手术，由一位美国医生完成。

第一例肝心肾移植

1989 年，世界首例肝心肾移植成功。美国匹兹堡大学的一位器官移植专家，经过 21 个半小时的努力，成功地为一名患者进行了世界首例心脏、肝脏和肾脏多器官同时移植手术。

肾脏银行

据说，美国有一家很有名气的肾脏银行，专门为需要替换肾脏的病人提供健康的肾脏。换肾的病人必须及早办理预约手续，因为一旦有人因意外事故死亡，这所银行就会把死亡捐赠者体内有生命活力的健康肾脏迅速送往医院，以供移植。

▼嫁接（移植）肾脏

右肾　　　左肾

移植肾脏

脑
肝
中枢神经系统干细胞
骨髓
骨骼肌
骨
血细胞
骨髓
血管
上皮细胞
心肌
神经元
脂肪细胞
胶质细胞

▲在我们身体中有很多可以移植的器官，比如骨髓移植，就是治疗白血病的最好方法。

人工器官

人工器官是用人工材料制成，能部分或全部代替人体自然器官功能的机械装置。目前，不少人工制造的器官已经成功地用于临床，较为著名的人工制造器官包括人工肾、人工心肺、人工喉等，这些人工器官修复了病人病损器官功能，挽救了病人的生命。

Determine The Secrets of Life　Amazing Organ Transplant

有序的系统——人体奥秘

人 是一个复杂的生命体，各部分都有自己的功能，它们通过各种系统的相互关联，在一起协调地进行生命运动。从表面上看，人体结构很简单，实际上里面包含了许多复杂的程序，这是自然的奥秘，也是生命世界里人体的奥秘。

人的对称性

人体是对称的，不对称的只是一些细微的差别，一般都是正常现象。左、右两侧的差别，有的明显，有的不明显。比如，人的大脑两半球功能是不对称的，它们各自都有不相同的功能。

知识小笔记

半规管是一个装有液体的管，两只耳朵中各有一个。

半规管使人体保持平衡

前庭

骨蜗

🔸耳朵里的半规管可以帮助我们平衡身体，使舞蹈演员跳出美丽好看的舞姿。

平衡感

人体的身体总是处于相对的平衡，失去了平衡感，就会给我们带来困扰。当头部活动时，耳朵里的半规管内的液体就会晃动，从而触到感觉细胞，然后告诉给大脑。

旋转产生晕眩

你发现没有？如果你不停地旋转，然后停止，就会感觉到晕眩。这是为什么呢？原来当你站立时，半规管的液体还在继续旋转，所以大脑由于耳朵与肌肉的感觉信息产生了差异，才使你感觉到晕。

人体生物磁场

人体自身可以产生生物磁场。通过现代科技手段，可以清楚地看到人体表面有大量不同程序的粒子流向外辐射，这就是人体可以每时每刻自动往外发射信息的生物磁场。

心灵感应

有一种观点认为，双胞胎之间存在某种感应，这种感应包括心灵感应、转移疼痛以及感知对方身在何处。但事实上，并不是所有的双胞胎都有心灵感应。如果是异卵双胞，基本上没有心灵感应。但如果是同卵双胞，有 40% 都会出现心灵感应。

➡我们的身体由不同的部分组成，它们必须互相协调一致，才能完成一项任务。比如我们跳舞的时候，从外表看，两只脚、两条腿、身躯、两只手都要运动，而在身体内部，大脑通过神经系统指挥着这些运动，由此可见，我们身体的每一个部分都很重要。

头
颈
肩
上肢
躯干
手腕
手
下肢
膝盖
脚

Determine The Secrets of Life The Secrets of Human Body

生命的旋律——音乐与健康

经 常听优美悦耳的音乐，能帮助人驱散疲劳，促进消化活动，影响心血管系统，使血脉畅通，加速排除体内废物。科学家们还发现，欣赏音乐能够提高两个大脑半球处理信息的能力，同时还使兴奋与抑制趋于平衡协调，因此，多听音乐有益健康。

古人的阐释

音乐与健康的关系，我国古代早有记载。《黄帝内经》论述了五音与人之五脏七情间的对应关系，阐述了五音在调节情绪、治疗脏腑疾病中的功用，创建了"五音、五声医疗之法"与"琴箫养生之道"。

note 知识小笔记

美国科学家也发现，让1～7岁的小孩听莫扎特与贝多芬的音乐，他们的大脑将会开发得更快，使他们更聪明。

◀ 音乐能够开发右脑，增强记忆。

音乐治疗

音乐不仅能使人精神松弛，还能治疗神经衰弱、失眠等病症，目前已广泛应用于临床。但必须要注意的是，听音乐时不要将音量开得太大，高分贝的音量是噪声，反而对健康有害。

解读生命密码

生命的旋律——音乐与健康

营养人生——水果与健康

No.093

水果可以补充人体的水分以及维生素,而且能够帮助消化。很多人之所以都爱吃水果,不仅因为它味美,更重要的是因为它富含人体需要的各种营养物质,对健康有益。

因人而异

吃水果要根据个人的身体状况,因人而异。比如说,吃香蕉能止咳、润肠、降压;吃苹果对于心血管患者有益,而且有止泻作用;柑橘镇咳、健胃。

不是越多越好

不同的身体状况,应该选择不同的水果。如果是为了调养身体吃水果的话,并不是吃得越多越好。比如梨,它是凉性水果,如果吃了觉得胃不舒服,就要少吃。

↑水果不但含有丰富的营养,而且能够帮助消化。

营养人生——水果与健康

解读生命密码

健康良方——乐观的情绪

No.094

人常说，笑一笑，十年少。说的是情绪对健康的重要性。因为人在笑的时候心情开朗，生理活动也处于较好的状态。情绪消极低落或过于紧张的人，往往容易患各种疾病。因此只有保持乐观的情绪，才有利于身体健康。

情绪

人的情绪是一种心理现象。高兴、愉快、欢乐、喜悦、轻松、欣慰、悲伤、害怕、恐惧、不安、紧张、苦恼、忧郁等都属于情绪活动。情绪分为积极情绪和消极情绪两大类。积极情绪对健康有益，消极情绪会影响身心健康。

知识小笔记

note

负责情绪控制的中枢在丘脑，丘脑把信号传递到大脑皮层后，人就能意识到自己的情绪。

情绪影响消化

当人的情绪变化时，往往伴随着生理变化。例如，人在恐怖时，会出现瞳孔变大、出汗、脸色发白等一系列变化。过度的消极情绪，长期不愉快、恐惧、失望，会抑制胃肠运动，从而影响消化机能。

◢ 笑能使膈肌收缩，对肝、脾等腹腔内脏有良好刺激作用。

笑和健康

当你因为一个笑话而大笑一阵后，会使平时压抑的情感得到宣泄，觉得很舒服。不仅如此，当你大笑时，呼气的力量和深度加大，有利于排除浊气，增强呼吸肌的力量；同时胃壁张力增加，消化液分泌增多，有助于消化。

哭有益健康

科学家最近发现，经常忍住泪水而不哭的人，容易引起哮喘、胃溃疡和心血管疾病。原来，流泪能使体内的有害物质随泪水排到体外，防止聚集成病，而且还有助于消除心灵的创伤，排忧解愁。

打针时大哭

不少孩子在打针时会恐惧而放声大哭，科学家在分析他们的眼泪时发现，里面含有一种导致痛苦的化学物质，当小孩哭的时候把它排泄出来，可能会减轻一些打针的痛苦。

Optimistical Emotion

Determine The The Secrets of Life

真情的流露——人的情感

如果你看到父母送给你喜欢的玩具，你就会觉得高兴；如果你因为一些事情而感到悲伤，就会哭泣流泪，这些都是我们的情感。简单地说，情感就是我们的大脑对外界刺激的不同反应。

嘲笑

每当看到别人犯一些不应该犯的错误的时候，我们就想笑，一些生物学家认为在语言没有产生的时候，我们的祖先通过笑来提醒同伴不要犯错误，而今天，它变成了嘲笑。

兴奋

当你听到自己想去公园或者动物园的提议被爸爸妈妈同意的时候，是不是觉得非常高兴呢？

笑容

令人愉快的兴奋会引起笑容，知道自己的笑容是什么样子吗？在脸部肌肉的拉伸下，你的眉毛会变弯，眼睛会眯起来，嘴角会被向上拉。

哭泣是表示悲伤的最常见的表情了，在悲伤的时候，我们身体里产生一些物质，这些物质刺激眼睛旁边的泪腺，促使眼泪流出眼眶。

大脑受到了来自外界的声音刺激，开始做剧烈地活动，并刺激一些肌肉活动起来，比如脸部的肌肉。

悲伤

悲伤也是兴奋的一种，它是我们大脑对一些难以接受的刺激的反应，从信息传递上来说，它并没有什么不一样，但是大脑却能给出完全不同的表现。

恐惧

当我们受到惊吓而感到恐惧的时候，我们身体里的肾上腺激素就会增加，心跳也加速，为可能到来的危险做出准备，这也是一种很原始的情绪了。

当受到惊吓时，人们不由自主的会选择逃跑。

● 笑气的发现者戴维

知识小笔记

有一种氮氧化合物气体可以刺激大脑，使我们不由自主地发笑，于是它就被叫做笑气。

Human Emotion

Determine The Secrets of Life

情绪的调节剂——色彩

No.096

大自然因为色彩的点缀而生机勃勃、自然和谐。在人们的生活中，色彩与情绪的关系非常密切。随着色彩变化，人会产生各种情绪。鲜红的颜色能让人兴奋，而淡青的颜色能使人沉静。

暖色和冷色

面对各种颜色，人会产生不同情绪和其他一些心理效应。正是这种色彩心理效应，我们常把红、橙等颜色称为暖色，而把青、蓝等颜色当作冷色。因为红、橙色给人以温暖的感觉，而蓝、青色则让人觉得寒冷。

绿色给人宁静高远的感觉，工作疲劳时，外出踏青，会使人身心放松。

色彩对情绪的影响很大，洁白的颜色能使人心情平静，所以病房一般以白色基调为主。

色彩影响情绪

根据情绪对色彩的反应，可以有针对性地选择环境色彩。例如，在娱乐场所宜用鲜艳的色彩来装饰，使人们愈加开心；在病房用白色或淡绿、淡黄色装饰，这样会使人的心情平静。

影响食欲

颜色对不同的感觉器官也有不同作用。科学工作者研究证实，黄色、橙色是引起食欲的颜色，茶色表示苦，绛色表示咸，而蓝、绿色则使人没有食欲。

适当的颜色能增加人的食欲

知识小笔记

绿色能使人安定、温和，因此能舒缓人们疲劳的脑神经和视神经。

喜欢的颜色

人们对颜色的喜好程度也是不同的。对于红、蓝、黄、绿这四种颜色，人们往往最喜欢红色，其次是蓝、绿、黄，而且这种喜好排列，对于男女性来说没有多少差别。对颜色的喜好，人们会从暖色转向冷色。

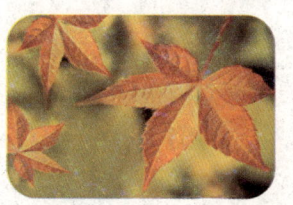

红色热烈奔放，但是看多了红色，会使人身心疲惫，对身体不益。

红色与健康

红色是一种较具刺激性的颜色，给人以大胆、强烈的感觉，使人情绪奔放，产生热烈、活泼的情绪。但过久凝视红色，会影响视力，易产生头晕目眩之感，心脑血管疾病患者一般应避免使用红色。

Colour

Determine The Secrets of Life

有趣的数字——人体尺寸

作为万物之灵长，人不但具有智慧，也有最美的形体。人体的健美不仅在于发达的肌肉和曲线，也表现在身体各部位的匀称度，并且暗合了一些有趣的数字。

人体尺寸的比例关系

一般来说，成年人的人体尺寸之间存在一定的比例关系，对比例关系的研究，可以简化人体测量的复杂过程，只要量出身高，就可推算出其他的尺寸。不同种属的人的人体比例系数不同。

知识小笔记

人体的形体构造和布局，在外部形态上都是左右对称的。

◆ 达·芬奇认为比例是绘画的必修课，他认为人体可以形成极为对称的几何图形，如脸部可构成正方形，叉开的腿成等边三角形，而伸展的四肢形成的图形更是希腊人所认为的最完美的几何图形——圆。

种族差异

不同的国家，不同的种族，因地理环境、生活习惯、遗传特质的不同，人体尺寸的差异十分明显。例如，东南亚人的平均身高就要比欧洲人低大约20厘米。

人体上的黄金分割

黄金分割律是古希腊数学家毕达哥拉斯最早发现的，即较短部分与较长部分之比为 0.618∶1。后来人们用黄金分割律来说明人体各部分之间的比例关系，即把肚脐作为人体的黄金分割点，膝盖作为人体下部的黄金分割点，咽喉作为人体上部的黄金分割点。

◀ 毕达哥拉斯在沙土上上画出最完美的比例

▶黄金分割是一种数学上的比例关系。黄金分割有严格的比例，具有艺术性、和谐性，蕴藏着丰富的美学价值。

黄金段

如果人体总高度为 1.618 米，按黄金分割的比例计算，其上半身（脐上）为 0.618 米，下半身（脐下）为 1 米，这便是最标准的人体美感比例，即"黄金段"。

世界寿命之最

今天，许多国家的人口平均寿命已高达 80 岁，足足是 17 世纪时的两倍。人类的寿命究竟有多长？据统计，目前全世界约有 70 多名年龄达到或超过 110 岁的人。

→ 随着科学的日益发展，延长人类生命的梦想将不再遥远。

世界第一长寿国

世界卫生组织发表的 2006 年《世界卫生报告》显示，日本人平均寿命为 82 岁，保持着世界第一长寿国的地位。报告说，日本女性平均寿命与摩纳哥女性平均寿命相同，均为 85 岁，并列世界第一；日本、瑞士、瑞典等国的男性平均寿命均为 78 岁，并列世界第一。

note 知识小笔记

世界上有记录的最长寿的人是法国一位名叫让娜·卡尔芒的女性，享年 122 岁零 164 天。

长寿之乡

目前，全世界有 5 个地方被国际自然医学会认定为长寿之乡，其中我国就有两个。它们是：中国广西巴马、中国新疆和田、巴基斯坦罕萨、外高加索地区及厄瓜多尔的比尔卡班巴。

寿命最短的国家

从 2003 年开始,世界卫生组织在参与调查的 192 个国家和地区中,发现安道尔和澳大利亚等 13 国的人口平均寿命超过 80 岁。但来自非洲的 26 个国家和亚洲的阿富汗人口平均寿命不足 50 岁,最短的国家是非洲的斯威士兰,只有 35 岁。

★ 优质的睡眠是长寿的基础。大量研究表明,充足的睡眠让兴奋活跃的神经系统得到休息,体内各项器官进行复杂的代谢、恢复功能,让大脑及机体细胞通过睡眠来休养生息。

婴儿死亡率

据世界卫生组织调查显示,婴幼儿死亡率最低的国家是日本,不满 5 岁婴幼儿的死亡率为 0.4%。婴儿死亡率最高的是非洲国家塞拉利昂,达 28.3%。

★ 平和及乐观向上的心态也是长寿的关键

平均寿命

生活在发达国家和地区的人口平均预期寿命是 76 岁,因为他们有更好的饮食和锻炼。早在 1800 年,男人的平均寿命为 47 岁,女人的平均寿命为 51 岁,而现在男人的平均寿命为 73 岁,女人的平均寿命为 76 岁。

The Longest Life of World

Determine The Secrets of Life

健康的钥匙——长寿的奥秘

No.099

长寿是人类永恒的话题，那些长寿老人特别多的地方，总是让人们想一探究竟。国际上公认，基因遗传、地理与生活环境、社会背景、饮食习惯是长寿的四大关键因素。

健康饮食

营养不足和营养不平衡是导致多种疾病的重要诱因。因此科学地安排饮食，进行合理的营养补充是提高身体素质、增强肌体抵抗力、减少和战胜疾病、达到健康长寿的重要途径。

note 知识小笔记

联合国规定，长寿地区的标准是每百万人口中要有 75 位以上的百岁老人。

良好的心态

健康是一种完全的、生理上的、心理上的和社会关系上的良好状态，不仅仅是没有疾病或者不虚弱。要想保持好的健康，必须有个好的心态，适度地调节身心的平衡，多做运动，保持良好的睡眠。

◀ 生物科学方面的研究人员通过对不同人群的对比发现：具有体矮、微胖、腰细、用脑多等特征的人群一般来说相对长寿。

卫生习惯

父母和老师一定告诉过你不要接触那些不干净的东西，或者不要吃那些不卫生的食物，不要喝那些不干净的水，要养成良好的卫生习惯。因为良好的卫生习惯会让我们远离疾病，保持身体健康。

运动增强体魄

运动能强健我们的体魄，也是保证健康的前提。均衡的饮食及适量补充保健食品，可维持良好的体能，如果再加以适当的运动，身体就愈健康。

遗传因素

寿命的终止是由于调节身体的脑功能的衰退引起的。寿命和遗传有密切的关系，世界卫生组织认为，人的长寿有 15% 要取决于遗传因素。

适当的运动可以维持身体的机能，对健康也很重要。

Secrets of Long Life

Determine The Secrets of Life

人类的未来

No.100

今天的人类是不是不会再进化了呢？再过若干万年之后，人体将会有哪些变化呢？随着科学技术的飞速发展，人们将会进一步了解到生命的全部奥秘，未来的人类将会攻克种种疾病，任意延长人的寿命也将成为可能。

越来越聪明

由于未来脑力劳动会大大超过体力劳动，可以肯定地说，人的大脑容积还要比现在增大，大脑皮质的沟回还会比现在增多，人类会越来越聪明。

知识小笔记

遗传工程的重大发展，可以使未来的人类在怀孕几周内就能查出胎儿遗传因子有没有变异。

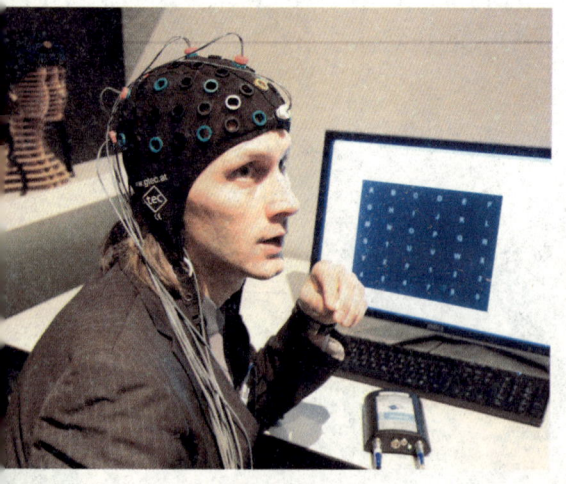

消失的疾病

随着未来医学的发展，人类攻克了癌症、心血管疾病、精神病和各种遗传病，人类已查明了人体基因的准确排列，对遗传所造成的先天疾病能够通过基因重组的办法，使人类很多遗传疾病消失。

脑机接口是为严重瘫痪病人提供一个与外部世界进行通信的出口。当瘫痪病人戴上了一顶贴身的装满大量电极的帽子，这样，从大脑里面发射出来的脑电流活动将全部被帽子里面的电极截获。

克隆人

由于基因工程的发展，科幻小说中的"克隆人"也许已经不是梦想，而是呼之欲出的现实。所谓克隆人，就是用人类的一个细胞复制出与提供细胞者一模一样的人。

▶干细胞研究和相关技术的发展，使体外克隆人的组织和器官成为可能。有朝一日，换人体器官可能就像给机器换零件一样容易。

移植智慧

未来人体所有的器官都能人造或移植，将不会有残疾人。随着对人类记忆的真正奥秘的揭示，帮助人们记忆的药品将会出现，甚至会将世界上杰出人物的智慧移植到另一些人的脑中，那时的学习可能会轻松一些。

▶"大脑门"系统的模拟图

不可缺少的体力活动

由于体力劳动被智力劳动所代替，人体的骨骼是否像现在这样魁梧，将由人类控制生长激素的办法来控制，人的体型的高矮、胖瘦都能控制，人类会按照自己的愿望塑造自己的体型，使之更加适应工作和生活。

The Future of Human

Determine The Secrets of Life

图书在版编目（CIP）数据

令孩子着迷的 100 个人体奥秘/田战省主编. —西安：
陕西科学技术出版社，2010.03（2022.1 重印）
（全景百科·学生版）
ISBN 978-7-5369-4769-6

Ⅰ. 令… Ⅱ. 畲… Ⅲ. 宇宙—少儿读物 Ⅳ. P159-49

中国版本图书馆 CIP 数据核字（2010）第 022248 号

全景百科·学生版

LING HAIZI ZHAOMI DE YIBAIGE RENTI AOMI

令孩子着迷的 100 个 人体奥秘

出 版 人　崔　斌
责任编辑　赵文欣
封面设计　李亚兵

出版者　陕西新华出版传媒集团　陕西科学技术出版社
　　　　西安市曲江新区登高路 1388 号陕西新华出版传媒产业大厦 B 座
　　　　电话（029）81205187　传真（029）81205155　邮编 710061
　　　　http://www.snstp.com
发行者　陕西新华出版传媒集团　陕西科学技术出版社
　　　　电话（029）81205191　81205192
印　刷　三河市燕春印务有限公司
规　格　720 mm×1000 mm　1/20
印　张　11
字　数　183 千字
版　次　2010 年 3 月第 1 版
印　次　2022 年 1 月第 3 次印刷
书　号　ISBN 978-7-5369-4769-6
定　价　49.80 元